全国中医药行业高等教育“十三五”创新教材

贺普仁针灸学

主　编　李　彬　孙敬青　王桂玲

全国百佳图书出版单位
中国中医药出版社
·北　京·

图书在版编目（CIP）数据

贺普仁针灸学 / 李彬，孙敬青，王桂玲主编 .— 北京：中国中医药出版社，2021.7

全国中医药行业高等教育“十三五”创新教材

ISBN 978 – 7 – 5132 – 6481 – 5

Ⅰ . ①贺…　Ⅱ . ①李…　②孙…　③王…　Ⅲ . ①针灸疗法—中医学院—教材　Ⅳ . ① R245

中国版本图书馆 CIP 数据核字（2020）第 200978 号

中国中医药出版社出版

北京经济技术开发区科创十三街 31 号院二区 8 号楼

邮政编码　100176

传真　010 – 64405721

山东百润本色印刷有限公司印刷

各地新华书店经销

开本 787 × 1092　1/16　印张 8.5　字数 189 千字

2021 年 7 月第 1 版　2021 年 7 月第 1 次印刷

书号　ISBN 978 – 7 – 5132 – 6481 – 5

定价　35.00 元

网址　www.cptcm.com

服 务 热 线　010 – 64405720

购 书 热 线　010 – 89535836

维 权 打 假　010 – 64405753

微信服务号　zgzyycbs

微商城网址　https://kdt.im/LIdUGr

官 方 微 博　http://e.weibo.com/cptcm

淘宝天猫网址　http://zgzyycbs.tmall.com

如有印装质量问题请与本社出版部联系（010 – 64405510）

全国中医药行业高等教育“十三五”创新教材

《贺普仁针灸学》编委会

名誉主编　周德安（首都医科大学附属北京中医医院）
王麟鹏（首都医科大学附属北京中医医院）
程海英（首都医科大学附属北京中医医院）

主　　编　李　彬（首都医科大学附属北京中医医院）
孙敬青（首都医科大学附属北京中医医院）
王桂玲（首都医科大学附属北京中医医院）

副 主 编（以姓氏笔画为序）
刘慧林（首都医科大学附属北京中医医院）
胡　慧（北京中医药大学东方医院）
胡俊霞（首都医科大学附属北京中医医院）
温雅丽（首都医科大学附属北京中医医院）
薛立文（首都医科大学附属北京中医医院）

编　　委（以姓氏笔画为序）
王少松（首都医科大学附属北京中医医院）
王春琛（首都医科大学附属北京中医医院）
王雪飞（首都医科大学附属北京中医医院）
李焕芹（首都医科大学附属北京中医医院）
陈　鹏（首都医科大学附属北京中医医院）
夏淑文（首都医科大学附属北京中医医院）
郭　静（首都医科大学附属北京中医医院）
姬　旭（首都医科大学附属北京中医医院）
彭冬青（北京市昌平区中医医院）

编写说明

为了适应新时期中医药人才培养和高等中医药教学的需要，拓展学生的知识面，让课堂知识更贴近临床，体现近年来高等中医药教育教学改革成果，本编委会承担了全国中医药行业高等教育“十三五”创新教材《贺普仁针灸学》的编写工作。编委会以首都医科大学附属北京中医医院针灸科教学骨干为主体，反复斟酌，几易其稿，本着简而精的原则，历时一年完成此书稿。本教材的编写旨在传承、推广国医大师贺普仁教授“病多气滞，法用三通”的中医病机学说和“贺氏针灸三通法”针灸治疗体系，提高针灸推拿学专业及中医学专业学生的专业理论水平和临床技能。在编写过程中，编委会既吸收了既往针灸学教材中的成功经验，又采纳了许多师生的建议，努力做到既有继承性、连续性，又有启发性、实用性，力求充分反映贺普仁教授的学术思想和临床经验。

本教材分绪言、针灸三通法学术理论及针灸三通法临床应用三部分。第一部分绪言，以医家小传为主体，介绍了贺普仁教授奋斗的一生，包括其学医生涯、拜师学武、行医之路、创立“三通法”、桃李满天下、促针灸走向世界、编著《中华针灸宝库》等内容。第二部分为针灸三通法学术理论，第一章阐述了针灸三通法的创立、三通法的含义、“病多气滞”的病机学说及“法用三通”的治疗法则；第二章至第四章分别介绍了微通法、温通法及强通法的概念、历史沿革、治病机理、功效及适应证、操作方法及图解、注意事项和禁忌。第三部分为针灸三通法的临床应用，第五章至第十章分别介绍了内科、妇科、儿科、皮外科、骨伤科及五官科共52种疾病的病因病机、治疗取穴、操作手法及贺普仁教授独特的经验解析；第十一章详细阐述了贺普仁教授常用20个经验穴的定位、主治、操作、穴位解析以及验案举例。全书理论与临床相结合，力求体现科学性和实用性，为确保学生知识、能力、素质的协调发展创造条件。

本教材具体编写分工如下：第一部分绪言由郭静完成。第二部分针灸三通法学术理论中，第一章理论基础由刘慧林完成；第二章微通法由孙敬青、温雅丽完成；第三章温通法由刘慧林、姬旭完成；第四章强通法由李焕芹、王雪飞完成。第三部分针灸法的临床应用中，第五章内科疾病由夏淑文、王少松、王春琛共同完成；第六章妇科病及第七章儿科病由薛立文完成；第八章至第十章的皮外科、骨伤科及五官科疾病由胡俊霞完成；第十一章贺普仁用穴精粹由王桂玲完成。全书照片均由陈鹏完成。全书的多次修改、校稿工作由李彬、胡慧、彭冬青、王桂玲、孙敬青、温雅丽完成。

本教材借鉴了国内大量的出版物及教材，由于编写体例的限制没有在文中一一注明，只在参考文献中列出。在此，谨向相关文献、资料的作者表示由衷的敬意和感谢。

由于编者水平有限，教材中若存在疏漏和不足之处，敬请读者提出宝贵意见，以便再版时修订提高。

《贺普仁针灸学》编委会

2021 年 1 月

目 录

第一篇 绪言

第二篇 针灸三通法学术理论

第三篇　针灸三通法临床应用

第一篇 绪言

医家小传

贺普仁教授（1926—2015），男，汉族，河北省涞水县石圭村人，字师牛，号空水，主任医师；创立了“贺氏针灸三通法”，将武术、气功与针灸巧妙融合，因其独特的快速无痛针刺手法、娴熟的火针技术及显著的临床疗效而享有“天下第一针”的美誉。

1956年贺普仁教授调入北京中医医院，作为针灸科学术带头人任针灸科主任30年之久。曾任第一届和第二届北京针灸学会会长、中国针灸学会副会长、国际针灸医师水平考核委员会委员、国际中医中药研究学院名誉院长、中国中医科学院学术委员会委员、北京中医药大学客座教授、中国科学技术协会全国委员、中国针灸学会高级顾问、中国中医药学术研究促进会理事、北京中医中药研究开发协会名誉会长、北京针灸三通法研究会会长、北京市武术协会委员、北京市八卦掌研究会名誉会长、香港针灸协会顾问等职务。1990年被国家中医药管理局评为全国老中医药专家学术经验继承工作指导老师。2007年被文化部评为国家级非物质文化遗产针灸项目代表传承人。2009年被北京市卫生局、人事局、中医管理局授予“首都国医名师”称号，同年被国家人力资源和社会保障部、卫生部和国家中医药管理局联合授予“国医大师”的荣誉称号。

贺普仁教授德艺双馨，从医70余载，以“以医治人，以义正己”为座右铭，以精湛医术普济众生，以仁义之心律己，以倾囊之德传授于徒，诠释了大医精诚的内涵。

一、学医生涯

1926年5月20日，贺普仁出生于河北省涞水县石圭村，父母务农。8岁开始读私塾，学习《三字经》《论语》《孟子》等国学经典。

贺普仁幼年体质欠佳，因慢性胃肠病求治于京城著名中医牛泽华。牛老以精湛的医术为他解除了病痛，让年幼的贺普仁意识到学医能为患者解除病痛，是一个高尚的职业，这段插曲也成为贺普仁教授学医的缘由之一。1940年，14岁的贺普仁离开家乡，来到北京前门外三眼井49号，拜师于京城针灸名家牛泽华，开始了8年的学徒生涯。

旧时学医要跟随老师同住同行，贺普仁一边跟随应诊一边学习。跟师出诊时，负责拔罐起针、安排诊务等，生活上也要做很多零散活，这对于一个十几岁的孩子来说十分辛苦。

牛老对患者的态度认真负责，贺普仁深受其影响，在后来的从医生涯中一贯做到视患者如亲人。贺普仁学习认真，虚心求教，因此受到牛老的器重，得到先生的针灸医术真传。牛老诊治的病种很多，胃肠炎较常见，泄泻和呕吐的患者很多，与旧时卫生条件差有关。牛老以针灸为主，常采用委中或曲泽放血，效果立竿见影，使贺普仁感受到针灸的神奇。牛老常用火针治疗当时比较常见的瘰疬（淋巴结结核），往往取得良好疗效。此外牛老还善用水罐法治疗疾病。这些奇异的疗法使年轻的贺普仁大开眼界，迅捷的疗效更使他叹为观止。

牛老擅长使用透穴，他会讲解什么症状用什么穴位，贺普仁渐渐领悟其中的玄机。他认为很多知识需要自己学习和琢磨，靠自己的悟性来体会，这是学好中医、学好针灸的必备条件。

8 年的学习生活艰苦而紧张，贺普仁花了很多时间熟读背诵中医经典，如《内经》《难经》《针灸甲乙经》《针灸大成》《伤寒论》《金匮要略》等古籍。研读经典与实践学习同时进行，为他以后的临床实践打下了坚实的中医基础。

学徒 8 年，贺普仁全面继承了牛老的临床经验，为成为一代针灸大师打下了坚实的基础。在以后 70 余载的针灸临床生涯中，贺普仁大胆创新，勇于探索，灵活运用多种针灸技术，如放血疗法、火针，最后创立了著名的"贺氏针灸三通法"，为针灸事业的发展做出了巨大的贡献。

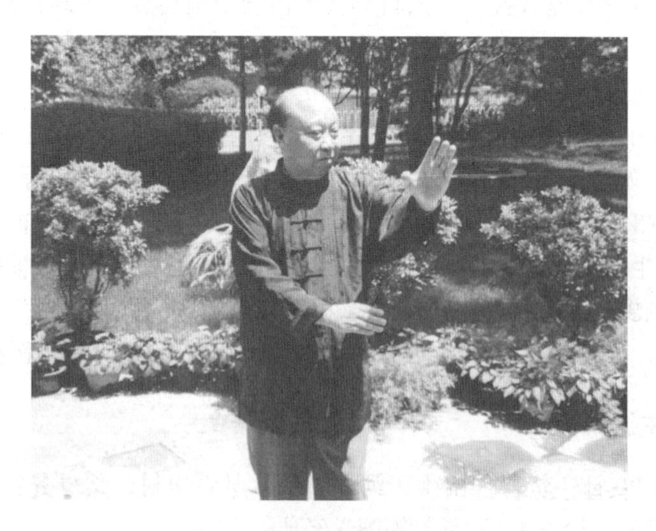

图绪 -1　贺普仁教授在习练掌法

二、拜师学武

牛泽华先生经常告诫弟子，在学针灸的同时，一定要练功习武。贺普仁与师兄弟切磋针灸技术时，发现练武的针灸医师进针无痛感，针感强，效果好，对此感触颇深。

1944 年，18 岁的贺普仁经张晋臣介绍，拜八卦掌第三代名家曹钟声老师学八卦掌。曹师的八卦掌得之于尹福先生，称为尹派八卦掌。尹派八卦掌，得气快，可以训练应变能力，提高反应速度，健身的同时又可防身。贺普仁每天天不亮就赶去尹师父那里练习，2 个小时后回来侍诊牛泽华先生，风雨无阻。

贺普仁认为针灸大夫不练功，是一大缺陷。练功是“健身养生，是积极地防病于未然”。他习练八卦掌数十年，身体日渐壮实，同时注意结合针灸专业的需要，发挥八卦掌以掌代拳、以掌代勾、掌拳兼施的捶击之功，把八卦掌与针灸有机地结合，改造传统针灸技法。他不仅练八卦掌，还练静功，每天都要打坐站桩，继而又学练了十八节刀、八卦连环剑等器械。自从练功以后，他的针灸技术更为纯熟，进针时特别轻巧。在他年逾古稀时还能每天为上百名患者针灸治疗，这要归功于几十年来坚持不懈地习武练功。十几年苦练功法也使他的指力、腕力增强，使进针达到了无痛的境界。

贺普仁练功的同时，也注重指力的训练，主要体现在拇指、食指和腕力。他认为练针先练气，使气到达手指，指力及功力决定针刺疗效。贺普仁通过二指禅、顶指法、夹木锥、捻线法等练习，形成了独特的针刺手法。练习指力对操作火针也大有裨益，针刺时可更为敏捷和快速，所以贺普仁认为练功对于针灸医生必不可少。1982 年，精于八卦掌功法的贺普仁出任八卦掌研究会副会长。

贺普仁教授穷究医理，精研武道，把精妙的医术和深奥的八卦掌拳法内功有机结合起来，使针灸技术炉火纯青。练功习武不仅强壮身体，也为他治病救人储存了内在功力，他的带功针刺技术，极大提高了临床疗效。

三、行医之路

在跟随牛泽华先生学习 8 年之后，仅 22 岁的贺普仁开始在北京悬壶应诊，在天桥附近的永安路上开设了自己的针灸诊所——“普仁诊所”。

开始很艰难，他自己准备诊室、设备，诊所只有 30m^2，一个人应诊。天桥一带，三教九流，要立足并不容易。为了提高疗效，贺普仁看病时精益求精，综合应用火针、毫针、拔罐及中药，并多配合放血疗法。夏末秋初是急性胃肠炎的好发时节，贺普仁采用曲泽放血止吐、委中放血止泻，基本上治疗一次症状就能消失，立竿见影。因为医术精湛，就诊的患者渐渐多了起来。贺普仁经常为贫穷的患者免费治疗，患者拖欠的诊费更不会去追讨，全部当成了义诊。因为医术高超，医德高尚，贺普仁名声远播，门诊规模扩大，事业日益兴隆。

1956 年，北京中医医院建院，为响应党和国家的号召，大力发展中医工作，30 岁的贺普仁关闭患者盈门的诊所，来到北京中医医院针灸科当了一名普通医生。弃私图公之路是光荣的，但以当时 121 元的工资，要养活 11 口的大家庭，也是很困难的。贺普仁说：“生活困难点是自家小事，为社会贡献是国家大事。”

医院刚刚成立，百业待兴，而贺普仁年富力强，技术精良，1958 年被任命为北京中医医院针灸科第一任主任以继承并发扬各种针术，如金针、火针、三棱针等。贺普仁重视科研工作，带领针灸科多次获得科研成果奖、科技进步奖，为针灸科的成长建设做出了不可磨灭的贡献。

四、创立“三通法”

贺普仁教授在几十年的临证工作中，不断探索提高针灸疗效的方法，精研《内经》《难经》，通览《针灸甲乙经》，阅读大量古籍，思考针灸治病的真谛。

贺普仁教授善用放血疗法，他发现放血疗法效果迅速，临床上可广泛使用。如在中风先兆期，选择四神聪、金津、玉液放血以平肝息风，根据病情还可取委中、尺泽等十二经合穴放血，防止中风的发生；头痛也可以采用太阳穴、耳尖放血。

对于火针，贺普仁教授更是产生了浓厚的兴趣。火针治病见效快，可以达到毫针所不及的奇效。他精心研制贺氏火针，加入高科技材料及制作工艺，针体挺拔，高温之后不变性，大大促进了火针在临床的应用。

基于丰富的临床经验，结合中医基础理论，贺普仁教授提出“病多气滞”的中医针灸病机学说，完善了针灸治疗体系——“贺氏针灸三通法”，积极促进了现代针灸学的发展。

贺普仁教授认为，任何疾病的发展过程中，气滞是不可逾越的病机，气滞则病，气通则调，调则病愈，故称“病多气滞”。针灸治病就是调理气机，使之通畅，从而治愈疾病。贺普仁教授将针灸诸多疗法概括为以毫针针刺为主的微通法，以火针、艾灸疗法为主的温通法和以三棱针放血为主的强通法，三种方法有机结合，对症使用，称为“法用三通”。毫针可通经络、调气血，内伤外感、虚实寒热、男女老少皆宜，广泛用于临床；火针可温阳散寒，调节脏腑功能，使经络通、气血畅，从而达到祛寒除湿、清热解毒、消癥散结、祛腐排脓、生肌敛疮、益肾壮阳、温中和胃、升阳举陷等多种疗效；放血疗法通过锋针决破皮肤，迫血外出，“治血调气”，具有清热泻火、止痛消肿、镇吐止泻、救急拯危的功效，可运用于虚实证中。毫针配合手法本身就有补虚泻实的作用。火针可用于虚证治疗，如肾阳虚，火针点刺肾俞甚至留针，可以温通经脉、补肾壮阳。三棱针放血也可用于气虚血瘀之证，使瘀散而生化气血。

贺普仁教授勇于实践，扩大了“三通法”的影响。“非典”时期，他积极参与本病的诊疗，认为“非典”是外感实证，在“非典”病房里治疗以大椎放血为主，效果明显，迅速退热，因此被赞誉为“非典针灸第一人”。

贺普仁教授十分重视“三通法”理论的总结和推广，著有《针灸治痛》《针具针法》《针灸歌赋临床应用》《毫针疗法图解》《火针疗法图解》《三棱针疗法图解》等书。1991年贺氏针灸三通法研究会成立，“三通法”享誉海内外。“三通法”大大拓宽了针灸治疗的范围，在我国针灸临床医疗学术体系中具有代表性和原创性，可以说是针灸界的一面旗帜。

五、桃李满天下

桃李不言，下自成蹊。贺普仁教授言传身教，注重学术传承工作，培养了众多优秀的针灸医家。1991年贺普仁教授成为国家级名老中医，由政府选定学生、徒弟。几十年来，他以“针灸三通法”理论培养了400余名优秀弟子及针灸学研究生，可谓桃李满天下。

现北京中医医院针灸科的众多骨干或为贺普仁教授的徒弟，或曾经接受过贺普仁教授的教诲，他们继承“三通法”理论，总结和发展了贺普仁教授的学术经验。贺普仁教授还带教了大量国内外慕名前来学习针灸的医务人员。在他的影响及悉心指导下，其子女等也都在从事针灸相关工作。他们秉承贺普仁教授学术思想，为针灸事业的发展做出了自己的贡献。

六、促针灸走向世界

贺普仁教授十分重视对外学术交流工作，多次接受国家的出国医疗任务，先后赴十几个国家和地区交流、讲学，精湛的医术使国内外医学界同人惊叹不已，被誉为针灸泰斗，为针灸的传播和发展做出了杰出的贡献。

1971年针刺麻醉走出国门，贺普仁教授曾参与过相关研究，施行针刺麻醉，曾与协和医院专家一起做胃切除手术。

1973年贺普仁教授作为中国医学卫生代表团唯一的针灸医师出访北欧五国。1976年贺普仁教授奉命赴沃尔特，其精湛的医术受到外国朋友的欢迎，被传为佳话。贺普仁教授曾为拉米扎纳总统的王子治病，在其精心治疗下，小王子渐渐可以和小朋友玩要嬉戏，后来到小学读书了。拉米扎纳总统高兴地颁给贺普仁教授一枚金质骑士勋章，嘉奖他高尚的医德和高超的医术。

几十年来，贺普仁教授不遗余力地出国讲学、执行医疗任务，扩大了针灸在世界上的影响，为针灸走向世界做出了巨大的贡献。

七、编著《中华针灸宝库》

针灸学的发展经历了漫长的历史过程。春秋战国时期《内经》逐渐成书，书中论述了经络、腧穴、针法、灸法，其中《灵枢》又称为《针经》，较为完整地论述了经络腧穴理论、刺灸方法和临床治疗等，对针灸学做了比较系统的总结，为后世针灸学的发展奠定了基础。两晋时期皇甫谧著《针灸甲乙经》，全面论述了脏腑经络学说，确定了349个穴位的位置、主治和操作方法，介绍了针灸方法、宜忌和常见病的治疗，是继《内经》之后对针灸学的又一次总结，是现存最早的一部针灸学专著。唐代针灸已成为一门专科，孙思邈绘制了五色“明堂三人图”，并创用阿是穴和指寸法。元代滑伯仁著《十四经发挥》，将十二经与任、督二脉合称为十四经脉。明代是针灸学术发展的高潮，尤以《针灸大成》影响最大，汇集历代诸家学说和实践经验总结而成，是继《内经》《针灸甲乙经》后对针灸学的又一次总结。清初至民国时期，针灸学由兴盛逐渐走向衰退。中华人民共和国成立至今，针灸得到了前所未有的普及和提高，进行了大量实验和临床研究，广泛用于内、外、妇、儿等各科。

贺普仁教授一生酷爱古籍，倾注大量精力财力，遍寻医书，收藏了数百部针灸文献资料，其中不乏善本、孤本，被誉为国内“针灸藏书第一家”。他晚年致力于将所收集的针灸古籍进行整理，编著成《中华针灸宝库》，以促进针灸事业的发展。

2005 年《中华针灸宝库》的编写工作正式启动。贺普仁教授不顾体弱多病，坚持参加编写会议，进行顶层设计，并对书稿逐字逐句修改。经过数年的艰辛工作，2012 年 12 月，这部倾注了贺普仁教授以及百名编者心血与智慧的巨著终于问世。

《中华针灸宝库》分明、清两卷，共 30 分册，规模宏大。首次全面系统地收集了明清时期的针灸古籍，收录了多部孤本、善本，保护了历史文化遗产，为系统研究针灸古籍文献提供了宝贵的参考资料，具有很高的学术价值。该书首次从临床实用角度，对针灸古籍进行全面分析，突出了针灸古籍对现代针灸临床的指导意义。《中华针灸宝库》积极促进了针灸文献学及临床学术的发展，2016 年荣获中华中医药学会学术著作奖一等奖，该奖项评审者对该书给予了最高的评价。

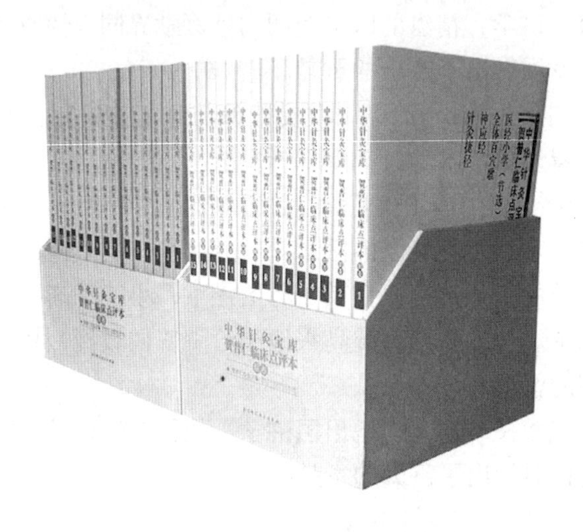

图绪 –2 《中华针灸宝库》

第二篇　针灸三通法学术理论

第一章　理论基础

一、针灸三通法的创立

贺普仁教授 1948 年悬壶应诊，一生救治患者无数。早年间他治病主要以毫针为主，在临床之余，广泛研读中医古籍，仔细体会毫针的微妙，深得其中精华，曾发表了“针灸治疗口眼歪斜 160 例分析”（1965 年）、“针灸治疗 85 例遗尿的临床观察”（1968 年）、“针灸治疗输尿管结石”（1973 年）3 篇以毫针治病的代表性论文，以后逐渐将毫针疗法发展为三通法之微通法。微通法应用范围广泛，时至今日一直是针灸临床的主要方法。

临证中，贺普仁教授渐渐发现单一毫针治疗并不能满足临床需求，如何提高疗效、扩大适应证是迫在眉睫的问题。20 世纪 60 年代初，贺普仁教授在临床实践中逐渐引入了放血疗法，多用于治疗血瘀络阻之证，该法操作简捷，效如桴鼓。这一期间发表放血疗法的代表性论文有 4 篇，即“放血疗法”（1964 年）、“放血退热的临床观察”（1968 年）、“放血对高血压的影响”（1969 年）、“中草药配合放血疗法治疗银屑病 12 例小结”（1970 年）。放血疗法这一古老的治疗方法后来演变为三通法之强通法。

20 世纪 60 年代初，贺普仁教授开展了对火针疗法的研究和探讨。这一疗法虽自古有之，历代医家亦特别重视，而在当时却很少有人应用，濒于失传。实践中贺普仁教授发现火针疗法恰能弥补毫针和放血之不足，如获至宝，遂潜心研究，总结发挥，治愈了大量的患者，消除了时人对火针的偏见。贺普仁教授临床非常重视火针，将其提升到与毫针同等高度，不但扩大了火针的适应证，而且操作技术大有改进。继《黄帝内经》《备急千金要方》《针灸聚英》等著作之后，他又一次系统总结了火针疗法。这一期间发表火针疗法的代表性论文有 3 篇，即“火针治疗漏肩风”（1965 年）、“火针治疗面肌痉挛的临床观察”（1971 年）、“火针治疗 30 例坐骨神经痛的临床观察”（1972 年）。火针为主的疗法后来演变为三通法之温通法。

贺普仁教授将毫针、火针、放血三法灵活运用，或三法结合应用，或独取一法、二法、随证选取，得心应手。对一些疑难杂症、陈疾旧疴，他主张毫针、火针、放血配合使用，力求改变以前单一针法治病的思路，大幅度提高了疗效，扩大了针灸的临床适用范围。经过多年实践积累及总结，20 世纪 80 年代初贺普仁教授正式提出“贺氏针灸三通法”概念。为广泛传播“贺氏针灸三通法”，近年来贺普仁教授及其弟子发表相关论文数十篇，出版论著 14 部:《针灸治痛》(1987 年)、《针具针法》(1989 年)、《针灸歌赋的临床应用》(1992 年)、《贺氏针灸三通法》(1995 年)、《贺氏针灸三通法附图解(一至三册)》(1998 年)、《针灸三通法临床应用》(1999 年)、《灸具灸法》(2003 年)、《针灸三通法操作图解》(2006 年)、《中国现代百名中医临床家·贺普仁》(2007 年)、《国医大师贺普仁》(2011 年)、《国医大师卷·贺普仁》(2011 年)、《普仁明堂示三通》(2011 年)、《贺普仁针灸三通法》(2014 年)和《贺普仁火针疗法》(2016 年)，并主持制定了《标准针灸技术操作规范 第 12 部分：火针 GB/T 21709》(2009 年)。

“贺氏针灸三通法研究会”于 1991 年 11 月在北京成立，此后在日本、泰国、新加坡、美国、澳大利亚等地相继成立了分会，“贺氏针灸三通法”在国内外针灸界产生了广泛影响。

二、三通法的含义

从狭义角度理解，“贺氏针灸三通法”是以毫针刺法为主的“微通法”，以火针、艾灸疗法为主的“温通法”，以刺络放血疗法为主的“强通法”。三法有机结合，对症使用，或三法合用，或独用一法、二法。

三通法虽以三种方法命名，但并非仅指三种方法，其蕴含了贺普仁教授对中医药学，尤其是对针灸学深刻的理解和认识。因此，从广义角度理解，“三通法”包含以下 4 个特点。

第一，在于以“通”体现针灸治病的根本原理。针灸理论以经络学为基础，经脉以通为畅，经脉通则血气和，则无病，若经脉不通则百病生。针灸治疗的关键也在于通经络、行血气。如《灵枢·本脏》说:“经脉者，所以行血气而营阴阳，濡筋骨，利关节者也。”经络在人体运行气血，联络脏腑，贯通上下，沟通内外表里，无处不到，无处不有，同时手足表里之经又按照一定的次序交接，使气血流注往复，循环不已，这就是经络“通”的作用，是人体生命活动的基本生理特征。疾病的状态恰恰相反，正常的生理状态变成了病理状态，出现了或表或里，或脏或腑经脉气血的不通、营运不畅，如《素问·调经论》所说“血气不和，百病乃变化而生”，孙思邈在《千金要方》中也指出“诸病皆因血气壅滞，不得宣通”。在针灸补泻方面，可以温通以补虚，也可强通以通经络、行血气，使上下通达，因此不论虚实，治疗时应在“通”上做文章，方能奏效。微通法重在调和，温通法取其温之，强通法在于决血调气，根本宗旨都是通。正如虞抟《医学正传》所说:“通之之法，各有不同，调气以和血，调血以和气，通也；下逆者使之上行，中结者使之旁达，亦通也；虚者助之使通，寒者温之使通，无非通之之法也。”因此选择适当的针灸方法，通过不同的渠道，疏通经络、调理气血，以通为用，则是针灸治病的根本原理。

第二，在于重视三种疗法有机结合。针灸治疗方法众多，《内经》就提到针具有九针，治疗方法有针、灸、刺络放血等不同，当代针灸的治疗方法更是层出不穷。贺普仁教授将众多的针灸疗法概括总结为三通法。“三”强调对不同疗法的重视，而非独用毫针，体现了针灸治疗方式的灵活性。贺普仁教授一直强调“必须掌握丰富多样的干预手段才能应对变化多端的疑难杂症”，因此临床工作者要善于灵活运用不同的治疗方法，并针对不同的疾病和病变的不同阶段将三法有机组合应用，才能提高疗效，扩大针灸治疗适应证。古代医家在治疗疾病的实践中，也提到单用针法或灸法虽可取得一定疗效，但每种治疗方法各有侧重，废一不可。如高武在《针灸聚英》中指出“针灸药因病而施者，医之良也”，吴崑在《针方六集》中指出“不针不神，不灸不良，良有一也”。

第三，在于概括现代常用的针具。“贺氏针灸三通法”所选的以毫针、火针、三棱针为主的针具也是对现代常用针具的高度概括，是针灸诸法的代表，吸收了其他各法的精髓。如果掌握了三法，也就从根本上掌握了其他诸法使用的核心技术和理论精要。《内经》以九针概括了古代针具，三通法以临床常用的三种针具和治疗方式对现代常用针具做了概括。各种针具，据情选用方可去病，如《灵枢·官针》载“九针之宜，各有所为；长短大小，各有所施也，不得其用，病弗能移”，说明不同的针具各有不同的适应证和不同的效应。贺普仁教授就是利用不同的针具和刺法，来达到“通”的治疗目的。

第四，在针术之精妙。针灸是一门技术性很强的实践医学，进针、补泻手法等技术性都很强。贺普仁教授将数十种针灸疗法的精髓凝练为“三法”，并制定了详细的操作规范，简化了学习难度，也为深入掌握“三通法”奠定了基础。“贺氏针灸三通法”中微通法主要用毫针操作，除取古代毫针为“微针”“小针”，以及《灵枢·九针十二原》“欲以微针通其经脉，调其血气”之意外，更是在于强调毫针操作的精微、微妙。用一个“微”字，道出了毫针操作中从持针、进针、行针、补泻，直到留针、出针各个环节都要用心领悟，“守神”“守机”以达到“易用而难忘”的境界和水平的要求。为达此境界，贺普仁教授总结了一整套修炼针术之法，“温通”“强通”也有相应的修炼之法。要掌握和使用“贺氏针灸三通法”以取得好的效果，一定要重视练习基本功，要与具体疾病相结合去体验“三通法”操作的技巧，使法－术－人紧密结合，才能真正体会出三法神妙之处。

三、“病多气滞”的病机学说及“法用三通”的治疗法则

1.“病多气滞” 不同疾病的病因有内伤、外感，如七情、六淫，还有饮食劳倦、跌打损伤等，但在任何疾病的发生过程中，气滞是非常重要的病机之一。当人体正虚或邪实之时，致病因素干扰了人体脏腑和经络的正常功能就会出现经络不调，气血郁滞。经络是病邪由外入内的通道，如外邪侵袭，邪入经络，则使经络中的气血运行不畅，病邪通过经络由表入里，则出现脏腑病变；又因气血是脏腑功能活动的基础，气血不和则出现脏腑病变，而脏腑病变也可反映在相应的经络上，表现为经络中的气血运行不利，所以说疾病的产生，皆由于气血不通。《素问·调经论》载：“五脏之道，皆出于经隧，

以行血气，血气不和，百病乃变化而生，是故守经隧焉。”《灵枢·经脉》亦有“经脉者，所以能决死生，处百病，调虚实，不可不通”。七情出于五脏，七情过激则能直伤内脏，导致脏腑气机失常而发病，气病及血，气血瘀滞，经络不调。饮食不节、劳倦太过也可使经络空虚或邪气内停，使经络中气血不畅而致病。由此可见，疾病之传变均通过经络进行，表现为经络不调，气血郁滞，故针灸治疗各种疾病的作用在于调气血，通经络。因此在任何疾病的发展过程中，气滞是不可逾越的病机，气滞则病，气通则调，调则病愈，故称“病多气滞”。

2.“法用三通” “三通法”的关键在于“通”和“调”，“通”是方法，“调”是目的。“通”和“调”表达了“三通法”的理论基础，反映了针刺治疗疾病的基本原理为通经络、调气血。“气血不通”是各种疾病的共同病机。选择适当的针灸方法，通过不同的渠道疏通经络、调节气血，三种方法有机结合，对症使用，称为“法用三通”。疾病不论虚实，皆可用三通法，三种不同的治疗方法结合应用是针灸治疗疾病的重要途径。例如，对于实证，可借助毫针的泻法，火针的温热、主升主动、行气发散之性，以及放血的活血调气之功，达到调气血、激发经气、泻除实邪的目的。虚证是人体阴阳脏腑气血不足而导致的疾病，其本质是气虚血亏，气血运行不畅，可借助毫针的补法、火针的温热助阳益气、放血的决血调气，以激发气血来复，达到扶助正气，使气盛血充的目的。故无论疾病发展到何种阶段，无论病因为外感、内伤、寒、热、虚、实，均需仔细把握病机的演变，将三种方法有机结合使用，运用更加丰富完备的针刺治疗技术，以获得更好的疗效。

第二章 微通法

一、“微通法”的概念

微通法指的是以毫针针刺为主的一种针法。微者，《中华大字典》云：“小也，细也。”将临床最常用、最基本的毫针刺法命名为微通法，是有其深刻含义的。所谓微通，其意有五：①毫针刺法，因其所用毫针细微，故古人称为“微针”“小针”。“微”代表此法的主要工具毫针的微小，如《灵枢·九针十二原》载：“欲以微针通其经脉，调其血气。”后世《标幽赋》也指出：“观夫九针之法，毫针最微，七星上应，众穴主持。”“微”在此有细、小之意。其针尖如“蚊虻喙”，针身细巧可以针刺全身各部的穴位，临床应用广泛。②微调之意。用毫针微通经气，好比小河之水，涓涓细流，故曰微通。正如《灵枢·刺节真邪》所说：“用针之类，在于调气。”《灵枢·终始》说：“凡刺之道，气调而止。”此微调之意蕴含在轻巧的手法之中。手法轻巧，给予患者良性刺激，是微通法取得理想疗效的关键。③取其针刺微妙之意。《灵枢·小针解》载：“刺之微在数迟者，徐疾之意也。”又说：“粗之暗者，冥冥不知气之微密也。妙哉！工独有之者，尽知针意也。”所谓微者，是指针刺精微奥妙之处。应用毫针，从持针、进针、行针直到出针各个环节都要求运用正确针法，掌握气机变化的规律，从而真正理解针刺的精微奥妙之处。④手法轻微之意。细心观察贺普仁教授的针法，可以发现手法轻巧是取得理想疗效的关键，针刺应是患者感觉舒适的良性刺激。⑤选穴组方精微。贺普仁教授在临床应用上，依据针灸经典文献，参考各家学派的学术思想，结合自己的临床体验，活用经穴，发挥透穴，妙用奇穴。其针灸处方不仅是腧穴功能的集合，更是其升华和精髓，体现出穴法结合的精微之处。

此外，微通法穴法与手法并重。杨继洲的《针灸大成》对贺普仁教授影响深刻。杨继洲倡导穴法手法并重，《针灸大成》谓：“中风不省人事：人中、中冲、合谷。”又云：“问曰……以上穴法，针之不效，奈何？答曰：针力不到，补泻不明，气血错乱，或去针速，故不效也。”说明不能单纯注重穴法，只有把选穴配穴和操作手法结合起来应用，才是取得最佳疗效的关键。贺普仁教授在针灸治疗输尿管结石的病例中，对核心穴位中封、蠡沟治疗均采用龙虎交战手法。龙虎交战手法是通过左右反复交替捻转的九六补泻法以镇痛的一种手法，感应虽强烈但不伤正气，犹如欲跃而先退，针欲泄而先补。其作用优于平补平泻，临床上镇痛效果颇佳，且无副作用。若在疼痛发作时即行针刺治疗，不但可以立刻止痛，解除患者痛苦，而且还可以提高结石的排出率。

如何掌握针刺的微妙呢？《灵枢•九针十二原》说："小针之要，易陈而难入。"贺普仁教授认为，微通法的微妙体现在针刺过程中刺激形式、刺激量、刺激效应以及这三者之间的相互关系，具体治疗时以针为根，以刺为术，以得气为度，以补泻为法，随证应变，从一针一穴做起，到掌握腧穴处方的综合效应，以期取得理想的疗效。微通法以中医理论为指导，是一切针法的基础。

穴位有相对的特异性，又具有双向调节作用，若经络阻滞，则信息反馈障碍，导致双向调节作用及机体自稳体系的紊乱而出现各种病症。微通法就是通过刺激穴位并用手法进行微调，来恢复机体的自稳调节机制，达到邪去正复的目的。

二、毫针疗法的历史沿革

毫针的形成源远流长。砭石是最早使用的原始针具，是针刺治病的鼻祖，产生于新石器时代。《春秋》《诗经》等古书中均有用石器治病的记载。古代的针具除了砭石外，还有骨针、竹针、陶针等。

针具的改进与生产力的发展密切相关。到西周时期，由于冶炼技术的发展，出现了青铜器，于是有了金属针具。从砭石到金属针是针具发展的飞跃。九针就萌芽于这个时期。1978 年，内蒙古出土了一根战国至西汉时期的青铜针，其形状与头道洼砭石非常相似，后被命名为"青铜砭针"。很长一段时期，九针和砭石等针具并用，直至秦、汉、隋以后，砭石才逐渐被九针所替代。

九针的详细记载首见于《黄帝内经》，如《灵枢 · 九针十二原》《素问 · 针解》《灵枢 · 官针》《灵枢 · 九针论》等都有关于九针的记载。如《灵枢 · 九针十二原》云："九针之名，各不同形。一曰镵针，长一寸六分。二曰员针，长一寸六分。三曰鍉针，长三寸半。四曰锋针，长一寸六分。五曰铍针，长四寸，广二寸半。六曰员利针，长一寸六分。七曰毫针，长三寸六分。八曰长针，长七寸。九曰大针，长四寸。"九针长短不一、粗细不同，用于治疗各种不同的病症。其中镵针发展为当代的梅花针，锋针发展为三棱针，铍针发展为针刀，大针发展为火针等。而"毫针者，尖如蚊虻喙，静以徐往，微以久留之而养，以取痛痹"。经后世发展，毫针用途逐渐扩大，如《针灸摘英集》记载："法象毫尖……调经络，去疾病。"《针灸大成》云："取痛痹刺寒者用此。"《医宗金鉴》云："其必尖如蚊虻喙者，取其微细徐缓也。"毫针因其安全有效，便于操作，逐渐成为九针中的主体，应用范围逐渐扩大，直至今日成为针灸临床中的主要工具。目前最常用的毫针为不锈钢针。

"言不可治者，未得其术也。"《灵枢 · 九针十二原》中的这句话说明了针刺手法的重要性。针刺手法发展历史源远流长，《内经》论述了上古以来的针刺手法，在刺法方面提到"九刺""十二刺""五刺"等，在补泻手法方面提到"徐疾补泻""呼吸补泻""迎随补泻""开阖补泻""捻转补泻"等，为后世针法的发展奠定了基础。《难经》指出了针刺时双手协作的重要性，重视爪切法，善用迎随补泻，并长于利用五行生克关系，进行补母泻子治疗。金元时期产生了以何若愚为代表的"子午流注"针法，窦汉卿则率先使用了透针平刺法。明代是各种针法盛行时期，如：徐凤撰《针灸大全》，创立了12种综合复式手法、如“烧山火”“透天凉”等；汪机著《针灸问对》，论述了各种针法，力主简化，反对繁杂手法。其后的著作对前人的总结较多，创意较少。

三、“微通法”的治病机理

疾病的产生，皆由于气血不通。《素问·调经论》中说：“五脏之道，皆出于经隧，以行血气。血气不和，百病乃变化而生，是故守经隧焉。”《灵枢·经脉》说：“经脉者，所以能决死生，处百病，调虚实，不可不通。”针灸之法，系行气之法。《灵枢·九针十二原》中云：“欲以微针通其经脉，调其气血。”由此可见，通调二字是针灸治病中的主要法则，针灸的通调作用是治疗气血不通的有效大法。贺普仁教授深得其精髓，在他行医数十年中深刻认识到，尽管致病因素有七情、六淫、饮食劳倦以及跌打损伤等，所致疾病种类繁多，但病机主要是气血运行不畅。或因实，如气滞于表，邪不得宣，而恶寒发热；气血滞于内则瘀积疼痛，气滞于肝则肝气不舒；或因虚，气血虚弱，心失所养则心神不定、夜寐不安，肾气不足则腰痛耳鸣等。外邪侵袭，邪入经络，则使经络中的气血运行不畅，病邪通过经络由表入里，则出现脏腑病变，又因气血是脏腑功能活动的基础，气血不和则出现脏腑病变，脏腑病变也可反映在相应的经络上，表现为经络中的气血运行不利。故用毫针、微针通调气血、补虚泻实，从而治疗疾病。

现代实验研究表明，针刺不仅可以镇痛，还可以调节机体各个系统的功能，并有防御免疫作用。我们认为“微通法”的实质就是探讨针刺过程中的刺激形式、刺激量和刺激效应及这三者之间的相互关系——针灸实践中最关键的问题：刺法。

刺法是指针刺时医者用手指操纵针体在穴位上做不同空间和形式的刺激，使患者产生不同的感觉和传导，从而达到最佳治疗效果的操作。这包括刺激形式、刺激量及刺激效应三个问题。

刺激形式是指进针到出针过程中医者的具体操作及补泻规律。我们已知补法形式以轻、柔、徐为主；刺激量以小、渐、久为宜；对机体产生的反应以酸、柔、热为佳；对机体的影响以舒适、轻快、精神振奋为目的。具体操作：徐徐渐进而轻巧地把针尖纳入地部，要求得气过程由慢渐快，以小角度的捻转法或微弱的雀啄法，要求感传面慢慢扩大，感传线细而缓。泻法形式以重、刚、疾为主；刺激量以大、迅、短为宜；对机体产生的作用以触电样快传导的清凉感为好；对机体的影响以明显的触电性的麻酥感为佳，从而达到祛邪的目的。具体操作：进针后迅速将针尖插入地部，要求得气过程要快、大，行气时较频繁捻针柄或快而大角度地提插针体，要求感传面大并且迅速，感传线粗而疾。

刺激量是指医者操作时，患者自我感觉的反应。刺激量在针刺疗法中所起的作用是促进机体调整气血，通经活络。它是促进机体状态转化的外因，是解决矛盾的重要方法。补法的刺激量是在全部针刺过程中缓缓地给予，呈持续状上升或在先升后降中输入；而泻法的刺激量则是在短暂的时间内迅速而集中地给予，爆发式地折返，在升降中输入。合适的刺激量应根据患者的具体情况确定，主要包括以下几个方面：临床症状、年龄、工作性质、性别、胖瘦、季节和气候、水土习惯及针刺部位。

刺激效应是指针刺全过程对患者整个机体的治疗作用。医者根据阴阳表里、寒热虚实的辨证，根据治疗原则“虚则实之，满则泻之，菀陈则除之，邪盛则虚之”，选择相应的腧穴处方，施术于患者，以求阴阳调和，祛除疾病，保持健康。

刺激形式、刺激量及刺激效应这三者之间相互作用、相互影响，共同产生治疗作用。一针一穴、一招一式都须认真对待，这关系到整个机体对总刺激的综合反应。这是毫针治疗的关键。

总之，刺激形式、刺激量和刺激效应三要素共同构成了“微通法”的核心。只有三者互相调整，有机结合，才能针下生花，使毫针治疗出现妙不可言的效果。

四、“微通法”的功效及适应证

1. 功效　通经络，调气血。

2. 适应证　“微通法”被广泛用于临床多种疾病，涉及呼吸、消化、循环、免疫、神经等多个系统的常见病、多发病，以及疑难病症。目前认为“微通法”可治疗 300 多种疾病，不仅适用于慢性疾病，如腰腿痛、颈椎病、半身不遂、哮喘、眩晕、麻木、皮肤病、月经不调、子宫肌瘤等，也可以治疗一些急症、重症，如晕厥、中风、脑震荡、外伤性截瘫等。它是一切针法的基础。

五、“微通法”的操作方法及图解

微通法的操作包括持针、进针、候气、补泻、留针、出针等 6 个步骤。

1. 持针　持针是指医者以拇指在内，食指、中指在外，固定针体，需调神定息。

2. 进针　根据贺普仁教授的体会和临床习惯，多采用努劲单手进针。方法是用拇指、食指捏紧针体，微露针尖 2 ～ 3 分置于穴位上；以同手中指按压穴位的旁边，屈曲的拇指、食指突然坚实而有力地伸直努劲，使针尖迅速透过表皮及真皮（图 2–1）。除了一些特殊穴位外，他大多用这种努劲单手进针法。

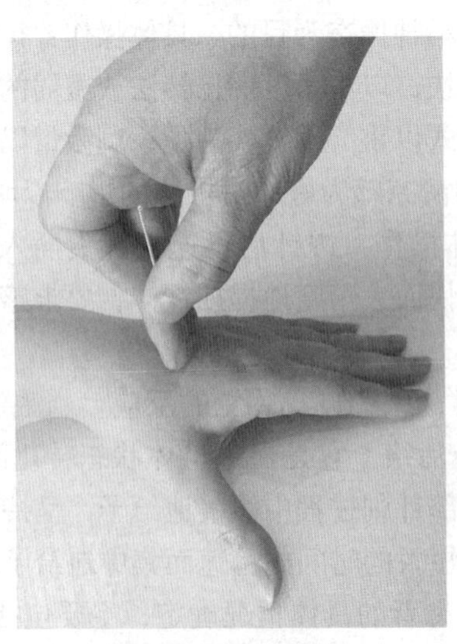

图 2–1　单手进针法

3. 候气 是指针刺后，机体对针的刺激产生“反应”，患者常常有针下的异常感觉，医者指下常常有沉紧、吸着等感觉。应用手法促进“反应”的产生和显现，这就是候气阶段的内容，也叫作“催气”“气至”“导气”等。主要候气法有以下几种。

（1）弹指法 手离针柄，以指弹动针柄，使针体振动。食指向外弹为泻法，拇指向内弹为补法。

（2）刮针法 以食指按压针柄，拇指指甲缓缓刮划针柄。实证向上刮，虚证向下刮。

（3）飞针法 以拇指、食指捻转针柄，旋即放手，再捻再放。

（4）捣针法 用右手腕部抖动，使针在原部位上下做小幅度频繁提插。本法适用于局部有麻木、瘀血的疾病及部分顽疾。

4. 补泻

（1）补法 针刺形式以轻、柔、徐为主；刺激量以小、渐、久为主；对机体产生作用的性质以酸、柔、热为好；对机体的影响以舒适、轻快、精神振奋为目的。

具体操作：进针后，采用“探索式”刺入地部。所谓“探索式”，就是徐徐渐进而轻巧地把针尖纳入地部，要求得气过程由慢渐快，行气时如履薄冰，如待贵人，以小角度的捻转法或微弱的雀啄法，要求感传面慢慢扩大，感传线细而缓，在这个基础上，以柔和的单向持续捻转，角度一般以180°为宜，同时再送针深入1～2分，然后留针。在留针过程中，针感缓缓增加至起针时仍存在。要求留针过程中，针感继续存在，甚至较前略明显，然后慢慢减弱消失。一般重补时用此手法。如需要轻补时，操作手法为进针得气时不再继续操作。此时患者穴位处无明显感觉，但留针过程中患者常感到局部酸麻胀或沿经线向某一方向感传，产生欣快感、舒适感等，而且这种感觉逐渐加大。

（2）泻法 针刺形式以重、刚、疾为主；刺激量以大、迅、短为主；对机体的影响以明显的、触电性的麻酥感为佳，从而达到祛邪的目的。

具体操作：进针后，迅速将针尖插入地部，要求得气过程要快、大，行气时较频捻针柄或快而大幅度地提插针体，要求感传面大并且迅速，感传线粗而疾，在这个基础上，以快速而左右角度相等的捻转，同时辅以快的提插动作，使针感显而著，达到最大的感传面和最远的感传距离。如此反复操作3～5次，将针提起1～2分，然后留针10分钟左右。一般重泻法采用此术。

5. 留针 是指针刺施用补泻法后，将针置于穴位上的停留阶段。目前，大多留针20～30分钟。

6. 出针 出针必须聚精会神，如思想不集中就容易漏取落针，或漫不经心一拔而出，引起出血或造成血肿。

出针时，左手拿棉球按住穴位，右手拇食二指握住针柄往外提拔，然后左手轻轻按揉针孔，以免出血（图2-2）。

有的穴位局部血管多，组织疏松，如头部的太阳穴、听宫、睛明、翳风、下关等穴，出针时如不立即按压，很容易引起血肿，这些穴位应当特别注意。

在运用补泻手法时，主张补法起针宜缓，不应在出针时再施以刺激，特别在留针短，针下仍有沉、紧的感觉时，应把针体“顺”至松动后，再徐徐出针，按压针孔；泻法起针宜速，轻轻覆盖针孔即可，不必按压。

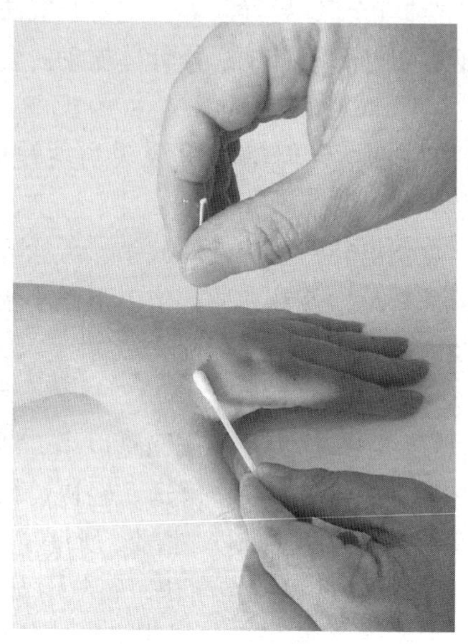

图 2–2 出针法

六、注意事项和禁忌

1. 过于饥饿、疲劳或精神高度紧张者，不宜行针刺。体质虚弱者，刺激不宜过强，并尽可能采取卧位。

2. 怀孕 3 个月以下者，下腹部禁针；3 个月以上者，上、下腹部，腰骶部以及一些能引起子宫收缩的腧穴，如合谷、三阴交、昆仑、至阴等不宜针刺。月经期间，一般不针刺，月经周期不正常者除外。

3. 对重要穴位和邻近重要脏器的部位更要注意。

（1）小儿囟门未合时，头顶部腧穴不宜针刺。此外，因小儿不能配合，故不宜留针。避开血管针刺，防止出血。胸腹部防止刺伤重要脏器。《素问 · 刺禁论》指出：“脏有要害，不可不察。”《素问 · 诊要经终论》中也说：“凡刺胸腹者，必避五脏。”

（2）针刺眼区腧穴，要掌握一定的角度和深度，不宜大幅度提插、捻转和长时间留针，以防刺伤眼球和出血。出针时必须用力按压片刻。

（3）背部第 11 胸椎两侧，侧胸（腋中线）第 8 肋间以及前胸第 6 肋间以上的腧穴，禁止直刺、深刺，以免损伤内脏。对患有肺气肿的患者更要小心谨慎，以防诱发气胸。

4. 对于尿潴留等患者，在针刺小腹部腧穴时，也应掌握适当的针刺方向、角度、深度等，以免误伤膀胱等器官而出现意外事故。

5. 针刺时医者必须专心致志，审慎从事，随时观察患者的表情及反应，询问患者感觉，尽量做到控制刺激量。万一出现特殊情况，如晕针、滞针、弯针、断针等情况不可惊慌失措，应镇静果断，妥善处理。

晕针后医者应停止针刺，使患者平卧，松开衣带，注意保暖。一般饮温开水或糖水，静息片刻后即可恢复，严重者要配合其他急救措施。滞针后应嘱患者放松，用手指在邻近部位循按或弹针柄，或在附近再刺一针；弯针后应停止行针，将针顺着弯曲的方向缓慢退出；发生断针时要用左手拇食指在针旁按压皮肤，使针的残端露出，用镊子将针拔出，若折断部分深入皮肤，不能拔出，须行外科手术取出。

第三章 温通法

一、“温通法”的概念

“温通法”是以火针或艾灸施于穴位或一定部位，借火力和温热刺激，激发经气，疏通气血，以治疗疾病的一种方法。温通法包括火针和艾灸两种方法。火针疗法是将针在火上烧红后迅速刺入人体一定穴位或部位的治疗方法。艾灸疗法则是用火将艾绒或艾卷点燃，在一定穴位上，借灸火的热力给人以温热性刺激来治病的方法。二者好似冬春之季河面浮冰，得阳春之暖，而渐融之，河水通行无涩也，因其得温而通，故名温通。

火针古称燔针、焠刺、白针、烧针。《灵枢·官针》曰：“九曰焠刺，焠刺者，刺燔针则取痹也。”《伤寒论》曰：“烧针令其汗。”它的施术特点是将针体烧红，然后刺入人体一定的穴位或部位，可以达到祛除疾病的目的。

火针既是针具的名称，又是一种针法的名称。从针具看，火针即古代九针之一。《灵枢·九针十二原》《灵枢·九针论》《灵枢·官针》《素问·针解》中对火针的形状及用途都有具体论述。从针法看，火针刺法是用火将针烧红后，迅速刺入人体一定的穴位或部位，以达到治疗目的的一种方法。《备急千金要方》《千金翼方》《针灸资生经》《针灸聚英》《针灸大成》等多部古籍都对火针疗法做了专题讨论，可见这一方法在针灸疗法中的重要位置和实用价值。

温通法包括火针和艾灸为主的刺灸方法。其关键在于“温”，这两种方法的优势与特色就在于它的“温热刺激”。《素问·调经论》说：“人之所有者，血与气耳。”又说：“血气者，喜温而恶寒，寒则泣不能流，温则消而去之。”《素问·八正神明论》更指出：“血气者，人之神。”气血是人体生命活动的动力与源泉，温通法借助火针的火力、艾灸的温热刺激，不仅能温通经络，而且可以以阳助阳，激发人体经脉的阳气，继而启动下焦命门之元阳、真火，增强经络对气血的营运与推动作用以疏通脉络，既可“借火助阳”以补虚，又可“开门祛邪”以泻实，乃至“以热引热”，使壅滞的郁火得以泻出。

二、“温通法”的历史沿革

（一）火针疗法

1. 火针疗法的发展　火针疗法首载于《内经》，至今已有数千年的历史。经过历代医家的研究和长期的临床实践，从简陋的工具、原始的操作方法和狭窄的临床适用范围，经过逐步改进以及不断发展和完善，拓宽了应用范围，提出了临床禁忌，使之成为针灸疗法中一支独特的医疗体系。

《内经》首次提到“燔针”“焠刺”。《灵枢·官针》云：“九曰焠刺，焠刺者，刺燔针则取痹也。”可见，“焠刺”是将烧热、烧红的燔针快速刺入皮内的一种刺法，由此可得出，“燔针”和“焠刺”即为“火针”和“火针疗法”。

《内经》除了对火针命名以外，对其针具、主治作用及禁忌也做了论述。如《灵枢·九针十二原》云：“九曰大针，长四寸……大针者，尖如挺，针锋微圆……”此处所谓的大针，即为火针疗法的专用针。因火针疗法的针具要能耐高温、能速刺，所以要求针体粗大，针尖微圆，如相反，则在操作时针具很容易弯曲、折断，不能达到治疗疾病的目的。《内经》中提到火针疗法的适应证有四种：痹证、寒证、经筋病、骨病。此外也提到火针疗法的禁忌证，如《灵枢·官针》云：“热则筋纵不收，无用燔针。”可见在当时，热证是火针疗法的禁忌证。

火针疗法到汉代应用已相当普遍，如在张仲景的《伤寒论》中多次提到。他肯定了火针疗法的治疗作用，认为火针可以助阳发汗以散除外邪，用以治疗伤寒表证。但其也提出了许多应用不当而出现的后果，强调了应用火针必须严格掌握适应证，出针后要及时处理针孔，以防不测。

《伤寒论》中称火针为“烧针”和“温针”，如“荣气微者，加烧针，则血流不行，更发热而烦躁也”“太阳伤寒者，加温针必惊也”。又有“阳明病，脉浮而紧，咽燥口苦，腹满而喘，发热汗出，不恶寒，反恶热，身重。若发汗则躁，心愦愦，反谵语；若加温针，必怵惕，烦躁不得眠”。该条文指出了实热证不宜用火针以及误用的危害。除此以外，《伤寒论》中还提出针后的问题处理，如“烧针令其汗，针处被寒，核起而赤者，必发奔豚”，以此提醒医家注意火针治疗后针孔的护理问题。

晋代皇甫谧的《针灸甲乙经》继承了《内经》的观点，肯定了“焠刺”是针灸的刺法之一，同时也强调了其适应证为痹证和寒证。

唐代孙思邈的《备急千金要方》中首先将火针疗法的适用范围从寒证、痹证，扩展到外科的疮疡痈肿，并提出了火针疗法的禁忌穴位，如“外疖痈肿，针惟令极热”“巨阙、太仓、上下管等及诸弱小者，勿用火针”。

宋代以后，火针疗法有了很大发展。临床针灸家王执中写的《针灸资生经》中最早将火针疗法用于治疗内脏疾病，书中列举了许多有效病例，涉及消化系统、呼吸系统和腰痛等疾病，可见当时火针的适应证已大大扩展了。

火针疗法发展的鼎盛时期为明代。当时的代表作《针灸大成》《针灸聚英》《名医类案》等书中均提到了火针，其中《针灸聚英》对火针疗法论述最全面，包括了以前许多针灸家未涉及的内容，从针具、加热、刺法到功效应用和禁忌等都做了全面精细的论述。

高武在《针灸聚英》中指出，为了使患者在治疗时痛苦小，火针的制作应使用韧性大的熟铁，且针不宜太粗，而且在加热时要烧至通红，如“焠针者，以麻油满盛，灯草令多如大指许，取其灯火烧针，频以麻油蘸其针，烧至通红，用方有功，若不红，反损于人，不能去病。烧时令针头低下，恐油热伤手。先令他人烧针，医者临时用之，以免致手热才觉针红，医即采针，先以针安穴上，自然干，针之亦佳”。

高氏认为，要达到最佳的治疗效果，医者进针须准确，深浅须适度。他指出：“以墨记之，使针时无差，穴点差则无功……先以左手按定其穴，然后针之。”他还认为，火针“切忌过深，深则反伤经络，不可太浅，浅则治病无功，但消息取中也。凡大醉之后，不可行针，不适浅深，有害无利”。书中还提到针后对针孔的保护问题，如“凡行火针，一针之后，疾速便去，不可久留，寻即以左手速按针孔上，则疼止，不按则痛甚”。

除此以外，高氏在《针灸聚英》中对火针的功效和适应证也做了深入论述，使火针疗法在理论和实践上都有了一定的突破。书中指出火针的功效有两方面，一为引气之功，二为发散之功。

在治疗禁忌方面，高氏认为除禁忌热性病以外，在某些部位也应禁用，如“人身诸处皆可行针，面上忌之。凡夏季，大经血盛，皆下流两脚，切忌妄行火针于两脚内及足，则溃脓肿痛难退。其如脚气，多发于夏，血气湿气，皆聚两脚，或误行火针，则反加肿疼，不能行履也”。由此可见，高武对火针疗法的论述是较全面的，也说明了火针疗法进入了较成熟的阶段。

成书于明代的《名医类案》，集录了数则火针治疗的病例。

到清代，火针疗法的应用范围更加广泛，吴仪洛在《本草从新》中将火针用于治疗眼科疾病，消除了常人认为火针有危险的偏见。陈实功在《外科正宗》中提出用火针治疗瘰疬、痰核。吴谦则认为火针能治疗邪气壅于肌肤、关节的一类疾病，认为“火针者，即古之燔针也。凡周身淫邪，或风或水，溢于机体，留而不能过关节，壅滞为病者，以此刺之”。由此可见，清代火针疗法的适用范围已得到扩大和发展。

但清代后期至民国年间，中医药事业的衰落使火针疗法的发展也有所停滞，中华人民共和国成立后，火针疗法与整个医学的发展，与针灸其他针具针法的发展很不协调，临床只有少数医生能掌握，许多省市级的中医医院针灸科无人使用，各级教育部门使用的教科书中火针疗法内容很少，对于这一具有独特疗效的传统针法缺少应有的重视，火针疗法有濒于失传的危险。通过分析 1950—2002 年 52 年中火针文献发现：1950—1983 年 24 年中火针论文只有 46 篇，仅占总文献数的 6%（这期间收录的论文共 746 篇）。可见火针的应用和研究在当时已是岌岌可危。

2. 贺普仁火针疗法 贺普仁教授从 20 世纪 60 年代起在火针疗法的适应证及治病机理方面做了尝试，首先发起和倡导了火针疗法的临床使用，使这一古老疗法焕发了新的活力，多年来在临床实践中坚持使用火针治疗各种病症，包括小儿智力低下、子宫肌瘤、外阴白斑、慢性小腿溃疡、下肢静脉曲张、静脉炎等疑难病症，取得了显著疗效。贺普仁教授指导研究生专题深入研究火针的治疗作用及机理，在各级学术刊物上发表多篇有关火针的论文。20 世纪 80 年代初，贺普仁教授将火针、毫针、三棱针为主的针具针法提升为“贺氏针灸三通法”，以火针为主的温通理论体系是“贺氏针灸三通法”的主要组成。此体系丰富了火针疗法的病机学说，规范了火针操作方法，包括火针刺法的分类、针刺留针时间及间隔时间，较古人扩大了施术部位，扩大了火针的适应证，归纳了注意事项和禁忌证等。贺普仁教授独创贺氏火针针具，并制作出一系列适用于不同临床适应证的火针，制定了成熟稳定的制作工艺。这是继《内经》《备急千金要方》《千金翼方》《针灸聚英》后又一次对火针应用的全面总结。

为了将火针发扬光大，贺普仁教授毕生致力于火针的研究和推广，发表论文及论著介绍火针的应用，还创立了“贺氏针灸三通法研究会”以推广火针，并不断扩大研究会的影响，不仅在全国各地及世界多个国家举办火针学习班及专题讲座，对推动火针疗法的普及与发展产生了深远的影响。20 世纪 80 年代初以后介绍关于火针的文献大幅度增长，1984—2002 年 18 年间发表的火针研究的文章有 700 多篇，占总文献数的 94%（这期间收录的论文共 746 篇）。可见火针重新被重视起来了，焕发了新的生机。

贺普仁教授尊古而不泥古，对火针的应用多有发挥。

（1）丰富了火针疗法的病机学说，突破热病不用火针的禁忌　火针是借火热之力来治病，属温法，具有温阳祛寒、疏通气血的作用，因此临床多用来治疗寒邪为患、偏于阳虚诸证。一般认为只适用于祛寒，不可用于热证。如《灵枢·官针》云“热则筋纵不收，无用燔针”，可见当时热证是火针疗法的禁忌证。《伤寒论》也记载了实热证不宜用火针以及误用的危害，如：“太阳伤寒者，加温针必惊也。”又说：“阳明病，脉浮而紧，咽燥口苦，腹满而喘，发热汗出，不恶寒，反恶热，身重。若发汗则躁，心愦愦，反谵语；若加温针，必怵惕，烦躁不得眠。”明代高武在《针灸聚英》也讲到火针禁忌热性病，如曰：“凡夏季，大经血盛，皆下流两脚，切忌妄行火针于两脚内，及是则溃脓难退。其如脚气，多发于夏，血气湿气，皆聚两脚，或误行火针，则反加肿疼，不能行履也。”但经过临床证明，火针也可以治疗一些热证。古人曾提出“以热引热”“火郁发之”的理论。热毒内蕴，拒寒凉之药不受，清热泻火之法没有发挥作用之机，而火针疗法有引气和发散之功，因而可使火热毒邪外散，起到清热解毒的作用。临床可治疗乳痈、缠腰火丹及痄腮等症。

（2）扩大火针施术的部位，突破了面部不用火针的禁忌　古人认为面部禁用火针。如高武在《针灸聚英》提到“人身之处皆可行针，面上忌之”。又如《针灸大成·火针》记载：“人身诸处，皆可行火针，唯面上忌之。”因火针治疗后，局部有可能遗留小瘢痕，加之古代火针较粗的限制，所以古人认为面部应禁用火针。贺普仁教授认为，面上并非绝对禁针区，在操作时选用细火针浅刺，不但可以治疗如三叉神经痛、面瘫、面肌痉挛等症，而且还可用于针灸美容如祛斑、祛痣，只要掌握操作要领，便不会出现永久性瘢痕，因此面部禁用火针不是绝对的。

（3）归纳了火针刺法，突破火针不留针的禁忌　古人认为火针不留针，针后速去针，如高武在《针灸聚英》提到“凡行火针，一针之后，疾速便去，不可久留”。然而贺普仁教授不以为然，他将火针分为快针法和慢针法：火针治疗大部分不留针，以快针法为主；也有部分病症需要留针，留针时间为 1 ～ 5 分钟，留针期间还可行各种补泻手法。贺普仁教授认为慢针法具有祛腐排脓、化瘀散结之功，主要适用于淋巴结核、肿瘤、囊肿等。此外，取远端穴位火针治疗疼痛性疾病时，也需要留针 5 分钟。

（4）火针疗法治疗的病种大有突破 《内经》提到火针疗法的适应证有痹证、寒证、经筋病、骨病。《针灸甲乙经》强调火针的适应证为痹证和寒证。《备急千金要方》将火针疗法的适用范围扩展到外科的疮疡疖肿。《针灸资生经》将火针最早应用于内脏疾病，涉及消化系统、呼吸系统和腰痛等疾病。明代是火针疗法的鼎盛时期，《针灸聚英》系统整理了火针，应用范围更加扩大。到清代应用范围更加广泛，用于眼科、瘰疬、痰核。贺普仁教授在数十年的临床中总结火针疗法可增加人体阳气、激发经气，调节脏腑功能，使经络通、气血畅，有祛寒除湿、清热解毒、消癥散结、去腐排脓、生肌敛疮、益肾壮阳、温中和胃、升阳举陷、宣肺定喘、止痛、止痒除麻、定抽、息风等功效。他根据临床需要倡导挖掘、应用、发展了这一传统的治疗方法，扩大了临床适应证，使火针疗法的治疗病种达 100 多种，特别对于一些疑难病症取得了很好的疗效，如癫狂、耳鸣、耳聋、外阴白斑、痉挛、麻痹、麻木、湿疹等。

（5）规范了火针疗法的操作规程 首先，规范了不同的火针针具，将其分为细火针、中粗火针、粗火针、平头火针、多头火针、三棱火针 6 种，在治疗过程中依据患者的年龄、体质、患病的部位（或取穴部位）、不同疾病等选用；其次，对火针刺法进行归纳和分类，分为点刺法、密刺法、散刺法、围刺法，按出针快慢有快针法和慢针法；再次，确立了火针施术间隔时间，间隔时间一般视病情而定，急性期与痛证可连续每日施用火针，但不应超过 3 次，慢性病可隔 1 ～ 3 日 1 次，突破了古人“凡下火针须隔日以报之”的束缚；最后，主持制定了《标准针灸技术操作规范 第 12 部分：火针 GB/T 21709》（2009 年）。

（二）艾灸疗法

艾灸疗法是人们懂得利用火以后逐渐发展起来的。《说文解字》曰：“灸，灼也。”灸法最早的文字记载见于《左传》，曰：“疾不可为也，病在肓之上，膏之下，攻之不可，达之不及，药不治焉。”这里的“攻”为灸法。灸法在医学专著中首次记载见于《黄帝内经》。《素问・异法方宜论》云：“脏寒生满病，其治宜灸焫。故灸焫者，亦从北方来。”王冰注：“火艾烧灼，谓之灸焫。”《灵枢・官能》曰：“针所不为，灸之所宜。”《素问・血气形志》中载：“病生于脉，治之以灸刺。”

以后历代医家在其著述中均提到灸法。东晋医家葛洪在《肘后备急方》中记载：“余尝小腹下患大肿，灸即差。每用之则可大效也。”书中还首次记载了隔蒜灸和隔盐灸的治疗方法。

隋唐时期著名医家孙思邈认为灸法与针刺和火针应配合使用。他说：“其有须针者，即针刺以补泻之，不宜针者，直尔灸之。然灸之大法，但其孔穴与针无异，即下白针，若温针讫，乃灸之，此为良医。”《千金翼方》中载：“大便下血，灸第二十椎随年壮。”在唐代出现“灸师”的专业技术职称。唐代韩愈《昌黎先生集》中有“灸师施艾炷，酷若猎火围”，由此可见灸法在当时应用已很普遍。

宋代窦材《扁鹊心书》中主要介绍了灸法，在施治原则上提出“当明经络”“须识扶阳”，同时也记述了不同病症的治疗方法。他认为，“医之治病用灸，如做饭需薪”，强调了灸法在治疗疾病中的重要性。

《备急灸法》为灸法的专门著作，亦成书于宋代。书中载述了痈疽、疔疮、腹痛吐泻等 20 多种病症的灸治法，可见当时灸法的适应证已很普遍。

宋代针灸家王执中著的《针灸资生经》为临床实用性极强的针灸文献，书中着重介绍灸法，并主张以方药辅助治疗。

张从正为金元时代著名的医学四大家之一。他认为热病不可灸，如曰："燔灸千百壮者，全无一效，使病者反受其殃，岂不痛哉？"又说："大忌暑月于手腕足踝上着灸，以其手足者，诸阳之表，起于五指之外。"由此可见，张氏强调在运用灸法时应分清病性和部位，区分季节，以防范虚虚实实之戒。罗天益为元代医学家，著有《卫生宝鉴》，其中"名方类集"和"针法门"，着重论述针灸法。

古代医家在治疗疾病的实践中，认识到单用针法或灸法虽可取得一定疗效，但针灸药并用效果更佳。如明代针灸家高武、吴崑、杨继洲等均主张针灸与中药因病而施。如高武在《针灸聚英》中指出："针灸药因病而施者，医之良也。"《针方六集》中吴崑也说："不针不神，不灸不良，良有一也。"在《针灸大成》中杨继洲对针灸药的具体运用做了分析说明，如"然而疾在肠胃，非药饵不能以济；在血脉，非针刺不能以及；在腠理，非熨爇不能以达，是针灸药者，医家之不可缺一者也"。

随着朝代的推移，灸法也不断发展。清代吴亦鼎编著的《神灸经纶》为一本较为全面的灸法专书，书中阐述了"灸疮候发"等一些灸法的理论，对临床有很大的指导意义。清代医学家魏之琇著的《续名医类案》中记载了灸法可以治热病的病例。清代李学川著的《针灸逢源》、廖润鸿的《针灸集成》以及吴谦著的《医宗金鉴·刺灸心法》等书中也都很注重灸法。他们对灸法的论述，对后世都很有指导意义。

三、"温通法"的治病机理

中医学认为，人身之气血喜温而恶寒，寒则凝聚不通，温则流畅通达。天地杀戾之气，寒邪最甚，由表入里，侵袭肌肤、经络，阳气先损，阳气受损则造成人体的生理功能失调，气血运行不利，从而出现各种病症。如《素问·调经论》载："血气者，喜温而恶寒，寒则泣不能流，温则消而去之。""寒独留，则血凝泣，凝则脉不通。"血气遇寒则凝聚不通，借助火热，得温则流通。使用温通法，即将火针和艾灸施术于患者的一定穴位或部位，通过温热作用，振奋人体的阳气，使阴寒之气可驱除，寒去凝散，血脉经络畅达，气血调和，诸疾自愈。虽然温通法是针对寒证的，但它的应用并不只限于温里一方面。在《伤寒论》中提到用火针还可以发汗。明代医家龚居中认为："火有拔山之力，火不虚人以壮人为法。""凡虚实寒热，轻重远近，无往不宜。盖寒病得火而散者，犹烈日消冰，有寒随温解之义也。热病得火而解者，犹暑极反凉，犹火郁发之之义也。虚病得火而壮者，犹火迫水而气升，有温补热益之义也。实症得火而解者，犹火能消物，有实则泻之之义也。痰病得火而解者，以热则气行津液流通故也……若年深痼疾，非药力所能除，必借火力以攻拔之。"所以说温通法是借助火力，达到无邪则温补、有邪则胜邪的目的。

贺普仁教授临证之时，更多使用火针，并对火针的理论和实践多有发展。火针在古代又称为燔针焠刺、白针、烧针和武针。贺普仁教授认为：火针因其有针有热，故集中了针刺、艾灸双重优势，可借助针力与火力，无邪则温补，有邪则胜邪。火针之热力大于艾灸，针具较一般毫针粗，所以可温通经脉，引邪外出，使经络通畅、气血调和，诸疾自愈，故火针除有借火助阳、温通经络、以热引热等作用外，还具有疏导气血的作用。其所消之症包括气、血、痰、湿等积聚凝结而成的肿物、包块、硬结等。瘀血、痰浊、痈脓、水湿等均为致病性病理产物，它们有形、属阴、善凝聚，一旦形成就会停滞于局部经络，致气血瘀滞，脏腑功能低下，引起各种病症，日久形成痼疾、顽症。火针借助火力，焯烙病处，出针后针孔不会很快闭合，如《针灸聚英》所云“火针打开其孔，不塞其门”，加之针具较粗，又可加大针孔，故可将瘀血、痈脓等有形之邪直接排出体外。此时若以毫针，功效则微；若以三棱针，虽擅长刺络排邪而不能温经助阳，鼓舞气血运行。火针则可治本排邪，借火助阳鼓舞血气运行，促使脏腑功能恢复，有事半功倍之效。

在临床上，火针不仅适用于寒证，还适用于日久形成的多种痼疾、顽症、疑难病症。其治病机制可用火针的“破”“立”平衡理论解释：火针疗效是通过其“破”和“立”的动态调整来实现的，即通过“破”一个旧的、病理的状态，引发一系列动态调整，最终“立”一个新的、生理的稳态，从而恢复健康。“破”的作用通过散、消、排、引、攻等途径实现；“立”的作用通过助、壮、补、温等途径实现。火针的“破”具体表现在正常组织的灼伤、筋节的松解、癥积的高温破坏、脓毒瘀血的通利等方面。火针的“立”是通过针借火力，刺激皮部、经筋、经络、穴位来实现的，表现为脏腑虚证的温补、局部组织创伤后的修复等。“破”和“立”并非独立存在的，两者相辅相成，针对不同病证时又具有不同的权重，火针发挥“破”之后带来的机体“立”的能力很大程度上依赖人体自身的正气。火针发挥疗效的过程中，火针“破”的功能类似于方剂中的引经药，指引机体发挥有指向的特定作用。火针乃携“火”的“针”，火为热之极，经过火的锤炼，针具便有了针刺和高温结合后的多种功效。火针疗法不仅是针刺和灸的效应组合，更是集针、灸、放血、刃针、消融等疗法为一体的综合疗法。火针的“破”和“立”在针灼伤皮肤那一刻就发生了，并贯穿整个治疗和之后的修复过程，它们是相辅相成、动态调整的。“破”不是终极目的，而是手段，是通过“破”达到“立”，使机体被动加速提升，增强自我调节能力，从而使病体或病变局部发生变化，创“立”一个健康的局部环境或达到机体整体康复。

艾灸疗法是利用菊科植物艾叶做原料，制成艾绒、艾炷或者艾条，在一定的穴位上，用各种不同的方法燃烧，直接或间接地施以适当的温热刺激，通过经络的传导作用而达到治病保健目的的一种方法。《神灸经纶》曾记载：“夫灸取于火，以火性热而至速，体柔而用刚，能消阴翳，走而不守，善入脏腑。取艾之辛香作炷，能通十二经，入三阴，理气血，以治百病，效如反掌。”针和灸都是在经络穴位上施行的，有共通之处，两者可结合使用，也可单独使用，因各具特色，故不能互相取代。

四、“温通法”的功效及适应证

（一）火针疗法

1. 功效 火针疗法可以增加人体阳气、激发经气，调节脏腑功能，使经络通、气血畅，有祛寒除湿、清热解毒、消癥散结、祛腐排脓、生肌敛疮、益肾壮阳、温中和胃、升阳举陷、宣肺定喘、止痛、止痒除麻、定抽、息风等功效。

（1）壮阳补肾，升阳举陷 因火针具有增强人体阳气、激发经气、调节脏腑的功能，所以能壮阳补虚，升阳举陷。用火针点刺肾俞、命门等穴，可起到益肾壮阳的作用，使肾经气血畅通，气化功能加强，元阴元阳资生，腰痛、阳痿、遗精症状缓解。如用火针点刺足三里、内关、脾俞、中脘等穴，可使脾胃经脉气血畅行，温运中焦，振奋阳气，祛除寒邪，使脾胃运化之功得以恢复，消化、吸收、升降功能趋于正常，使胃脘痛、胃下垂得以治愈。火针刺激心俞、内关以及心前区等部位，可壮心阳、益心气，使胸痛、心悸症状缓解。如点刺气海、关元穴，可补益中气、升阳举陷，治疗阴挺。

（2）疏通经气，宣肺定喘 咳喘多由风寒外来，邪气闭肺，肺失宣降，肺气上逆而成。火针可通过温热作用刺激大杼、风门、肺俞、定喘等穴，温化肺之寒邪，疏通肺之经气。经气宣通则可祛除邪气，邪气出则肺气得以宣发、肃降，而喘息止。

（3）助阳化气，消癥散结 癥结即肿物或包块在体内或体表的积留。如气滞血瘀，痰湿凝积，荣卫之道涩而行迟，积久则成癥结。一方面火针有温热助阳，激发经气的作用，故可疏通经络，行气活血，消除癥结；另一方面火针又能助阳化气，使气机疏利，津液运行，凝滞之痰邪湿、邪因而化解。如病灶在体内，针刺宜深，使癥结消于体内；如在体表，针刺则宜浅，将病邪排于体外。

（4）攻散痰结，消除瘰疬 瘰疬多发生于颈侧的皮里膜外之处，大者属瘰，小者如疬。此病的发生多与痰有关。颈侧为少阳所主，少阳为气多血少之经，若情志不舒，则造成肝郁脾虚，酿湿成痰，气血受阻，聚而不散即成瘰疬结核。如虚火内动，灼津为痰，痰火互结也可形成此病。而火针可温通阳气，攻散痰结，疏通气血，消积化瘀，故可治疗瘰疬，再配合体针，调节脏腑，疏肝解郁则疗效更好。在治疗时一般用中粗火针，用点刺法。

（5）祛寒除湿，通经止痛 疼痛的发生多由于邪阻经络，使气血发生郁滞、瘀结，不通则痛，则致局部或全身疼痛。而邪气之所以侵入人体，多由于体虚阳气不足，腠理空虚，卫外不固，则邪气乘虚而入。引起疼痛的邪气主要为寒邪，火针可以温其经脉，鼓动人体的阳热之气，因而可以驱散寒邪，使脉络调和，疼痛自止。另外，风邪、湿邪、热邪等引起的疼痛也可用火针治疗。如为风邪所引起，可以利用火针温通经络、行气活血的功能促进体表的气血流动，营养加强，驱动风邪无处存留，使疼痛缓解；如因湿邪引起，则可利用火针通经络、行气血的功能攻散湿邪，或利用它助阳化气的功能，使气机疏利，津液运行，从而除祛湿邪，达到治疗疼痛的目的。

（6）生肌敛疮，祛腐排脓 临床上治疗脓肿已成而未破溃的，可用火针点刺，一针或多针，使脓排出，脓肿消除。治疗上选用火针，主要是由于它能促进气血运行，鼓舞正气，正气充盛，则能排除脓毒。对于脓肿破溃，疮口久不收口，或因其他疾病引起皮肤表面出现慢性溃疡，经久不愈的也可用火针治疗。因为火针能温通经络、行气活血，加速气血流通，使疮口周围瘀积的气血得以消散，从而增加病灶周围的营养，促进组织再生，使疮口自然愈合。治疗时多选用中粗火针，用围刺法，如疮口大、有腐肉可在中心点刺。

（7）助阳益气，解除麻木　麻木属感觉异常的一种病变，麻与木临床上常同时出现，常见以下类型：气虚者，遍身麻木；中风先兆多半身麻木；肝郁脾虚筋失所养者，常手足麻木；外伤经脉引起的麻木，多发生在局部等。尽管麻木之症复杂多样，但其发病机理是相同的，皆因脉络阻滞，阳气不能率营血濡养经脉肌肤所致。而火针能温通助阳，引阳达络，使气至血通，麻木自除。操作时采用散刺法，选择细火针。

（8）温通经络，祛风止痒　痒证多与风邪有关。风邪分为内风和外风。火针疗法具有温通经络、行气活血之功，可促进体表气血流动，营养加强，从而驱动风邪无处存留，或血足风散则痒止。具体治疗时可用粗火针点刺病变局部，或用细火针针刺曲池、血海、风市等穴。

（9）运行气血，解痉止挛　痉挛为肌肉不自主抽动，分为颜面、四肢两种。火针适用于颜面的抽动。颜面抽搐，多与情志因素有关，女性多于男性，病因多由于肝血不足、肝风内动或风痰阻络。肝血不足、风痰阻络则可引起筋脉失养，风扰经络则出现肌肉抽动。火针治疗多选用细火针，点刺局部。火针疗法可促进气血运行，增加局部的血液供给，祛除风邪，营养筋脉，则拘急、抽搐自止，再配合体针，平肝息风、补气祛痰，则疗效更好。

（10）引热外达，清热解毒　如热毒内蕴，拒寒凉之药不受，清热泻火之法没有发挥作用之机，而火针疗法有引气和发散之功，因而可使火热毒邪外散，起到清热解毒的作用。

（11）健脾利湿，温中止泻　中阳素虚，或寒湿直中，脾阳运化失司，清阳不升，浊阴不降，津液糟粕并趋大肠而为泻。火针具有增强人体阳气，调节脏腑的功能，故用火针点刺中脘、天枢、长强等穴，可补益阳气，收摄止泻。临床多用中粗火针，快速点刺法，治慢性肠炎等。

（12）补脾益气，通利筋脉　火针治疗多选用中脘、气海、天枢及阳明经的下肢穴，同时再加上督脉的阿是穴。因火针能助阳气行气血，使脾胃气盛，则气血生化充足，筋脉得以润养，肌力增强，肌肉丰满。临床可选中粗火针，点刺法，治疗痿证等。

（13）通经活络，散瘀消肿　不慎扭伤后，局部组织可出现肿痛，活动不利，这时也可用火针治疗。因火针能温通经络，行气活血，故可祛瘀消肿止痛。治疗多选健侧对应穴，用点刺法。

2. 适应证

（1）内科病症　头痛、眩晕、面痛、高热、面肌痉挛、面瘫、哮喘、中风、高血压、郁病、痛风、痞证、咳嗽等。

（2）外科、骨伤科病症 扭伤、腰腿痛、静脉曲张、胎记、痔疮、腱鞘囊肿、皮下肿瘤、关节炎、筋膜炎、颈椎病、腰椎病、网球肘、代偿性骨质增生等。

（3）妇科病症 乳腺炎、乳腺增生、痛经、子宫肌瘤、卵巢囊肿、阴痒、阴挺等。

（4）皮肤科病症 湿疹、皮炎、蛇串疮、黄褐斑、痤疮、疔疮、银屑病、荨麻疹、神经性皮炎、白癜风、痄腮等。

（5）五官科病症 麦粒肿、牙痛、鼻息肉、咽喉肿痛、过敏等。

由此可见，火针的适用范围已大大超过古人所用的范围。随着针灸学的发展、火针疗法的不断推广，它的应用范围还会不断扩大。

（二）艾灸疗法

灸，《说文解字》曰："灼也，从火，灸乃治病之法，以艾燃火，按而灼也。"灸法就是借助火的温热，刺激一定的穴位，通过经络的传导作用而达到治病和保健目的的一种方法。《灵枢・官能》曰："针所不为，灸之所宜。"《医学入门・针灸》记载："药之不及，针之不到，必须灸之。"《神灸经纶》说："夫灸取于火，以火性热而至速，体柔而用刚，能消阴翳，走而不守，善入脏腑。取艾之辛香作炷，能通十二经，入三阴，理气血，以治百病效如反掌。"说明灸法有其独特的治疗价值。

施灸的材料很多，但以艾绒最为常用，因其气味芳香，容易燃烧，火力温和之故。将干燥的艾叶捣研后除去杂质即成艾绒。《名医别录》载："艾味苦，微温，无毒，主灸百病。"因此灸法常称艾灸。《痰火点雪》中说："灸法去病之功难以枚举，凡虚实寒热，轻重远近，无往不宜。"由此可以看出灸法的治疗范围是十分广泛的，涉及内、外、妇、儿等科的急、慢性病症，但灸法也有其侧重的功效及适用范围。

现代实验研究认为，灸法可以提高免疫功能，对循环、呼吸、消化、神经、内分泌等系统均有调节作用，并可解热抗炎、防治肿瘤、提高痛阈等。

灸治温通法的功效有以下几个方面。

1. 温经散寒，行气通络 《素问・调经论》云："血气者，喜温而恶寒，寒则泣而不流，温则消而去之。"经脉喜温而恶寒，血气在经脉中，寒者涩滞，温者通利。若人体阳气不足，内生阴寒，不能正常地温煦经脉，则经脉不利、气血凝滞不畅。风寒湿邪乘隙袭入，寒主收引，寒邪痹阻经脉，初则关节疼痛、活动不利，久而出现经脉挛急，关节拘挛难以屈伸；湿邪盛则关节、肌肉肿胀疼痛。而艾灸依其火热之性可温经通络、行气活血、祛湿散寒，临床可用以治疗风、寒、湿邪引起的一切病症。这种温通作用是灸法的基本属性。

2. 温阳益气，回阳固脱 在古代，灸法常被用来回阳救逆，治疗危重病症。如《伤寒论》指出："少阴病吐利，手足逆冷……脉不至者，灸少阴七壮""下利，手足厥冷，无脉者灸之。"《扁鹊心书》强调："夫人之真元乃一身之主宰，真气壮则人强，真气虚则人病，真气脱则人死。保命之法：灼艾第一。"大凡危急重症，阳气衰微，阴阳欲离，用大艾炷重灸关元、神阙等穴，能祛除阴寒，回阳救脱。

3. 补脾益肾，升阳举陷 由于阳气虚弱不固等可致气虚下陷，出现脱肛、阴挺、久泄久痢、崩漏、滑胎、遗精等。《灵枢·经脉》云："陷下则灸之。"艾灸具有温补脾肾、益气固脱的作用，故气虚下陷，脏器下垂之症多用灸疗，对命门火衰而致的遗精、阳痿、早泄等也有较好的治疗作用。

4. 降逆下气，引火归原 由于火性炎上，无论实火，还是虚火，均可升腾向上，出现上焦、头面部的一些症状，而艾灸可以引火下行，促使阴阳平衡。如灸涌泉可以治疗鼻出血、失眠，灸关元可以治疗虚阳上亢引起的头痛、眩晕等症。《金匮钩玄》也载："脚气冲心，涌泉穴用附子津拌贴，以艾灸泄引其热。"

5. 拔毒消肿，散结止痛 艾灸有拔毒消肿、散结止痛的作用，用于乳痈初起、瘰疬、疖肿疮疡、毒虫咬伤及疮肿未化脓者。对于疮疡溃久不愈者，艾灸可以促进愈合、生肌长肉。

6. 防病保健，延年益寿 灸法不仅能治病，而且能防病。如唐代孙思邈在《备急千金要方》中说："宦游吴蜀，体上常须两三处灸之……则瘴疠、瘟疟之气不能着人。"《扁鹊心书》指出："人至晚年阳气衰，故手足不暖，下元虚惫，动作艰难。盖人有一息气在则不死，气者阳所生也，故阳气尽必死。人于无病时，常灸关元、气海、命门、中脘，更服保元丹、保命延寿丹，虽未得长生，亦可保百余年寿矣。"故常灸大椎、气海、关元、肾俞、足三里、三阴交等穴，可以鼓舞人体正气，增强抗病能力，起到预防保健、延年益寿的作用。

贺普仁教授强调：虚、寒之证必灸，养生治未病善灸，推荐使用太乙神针。

贺普仁教授善用隔姜灸，倡导在立春、立秋节气采用隔姜灸以防病保健。方法：立春前后 5 天施灸气海穴，立秋前后 5 天施灸关元穴，每天约灸 10 壮。灸法的频度可参考《扁鹊心书》的记述："人至三十，可三年一灸脐下三百壮；五十，可二年一灸脐下三百壮；六十，可一年一灸脐下三百壮，令人长生不老。"灸后若出现水疱，应抽去疱内液体，然后用无菌纱布覆盖局部，灸后半小时或一小时内不饮不食，静养休息。此法除防病保健外，对慢性病如腰腿痛、阳痿早泄、妇科诸病、哮喘劳嗽、胃肠虚弱等属虚寒证者均有明显的助益。立春、立秋亦可采用直接灸法，但灸炷宜小，约绿豆大。

温和灸是临床常用的灸法，也是家庭保健常用的灸法。贺普仁教授善用艾条悬灸神庭穴治疗各类眩晕，特别是虚性眩晕取得了满意的疗效。轻症单灸神庭即可，重症患者要在微通法辨证施治的基础上，加灸神庭 30 分钟。

太乙神针，又称为太乙针，实非针法，而是灸法。1717 年韩贻丰所撰《太乙神针心法》是最早的太乙神针专著，但韩氏并未把太乙神针的组方药味及制针方法公诸于世，因而该书流传不广。清代雍正、乾隆年间，由范毓奇传、周雍和编撰的《太乙神针》一书流传最广，在 121 年里，竟有 27 个版本，可见太乙神针在清代的广泛运用。

太乙神针和雷火针为一源二歧，太乙神针可能起源于雷火针。它们都是用药末与艾绒混合制成的艾卷，只是方剂配伍、操作方法和适应证有一些区别。清代邱时敏认为：雷火针"多用蜈蚣、乌头、巴豆等物，率皆猛烈劫制，倘遇孱弱羸怯之躯，贻害不免"，而太乙神针药皆纯正，不伤肌肤，可用来广泛施治各种病症。太乙神针的药条处方有多种，常用的有两种：一是以《太乙神针》书中所载处方加减变化而成的"通用方"，即艾绒 90g，硫黄 6g，乳香、没药、白芷、松香、麝香、雄黄、穿山甲、桂枝、杜仲、枳壳、皂角、细辛、川芎、独活、全蝎各 3g；二是以《本草拾遗》方为代表，即人参 200g，参三七 400g，山羊血 100g，千年健、钻地风、肉桂、川椒、乳香、没药、苍术、小茴香各 500g，穿山甲 400g，甘草 1000g，防风 2000g，麝香少许。此两方可用于虚实并有之证，按此比例制成药末，然后取棉皮纸一张，长约 30cm，置药末 21 ～ 24g，卷如爆竹状，越紧越好，外用桑皮纸厚糊 6 ～ 7 层，阴干勿令泄气。

常用的施灸方法：将太乙神针一端点燃，在施灸部位上铺垫 7 层左右绵纸或棉布，或以 7 层棉布包裹住艾火，将艾火直接点按在施灸部位上。若火熄，再点再按，每次每穴点按 5 ～ 7 次。操作时，为了使药力随热力不断渗入肌肤，可点燃数根药艾条，交替使用。

太乙神针的适应证主要是风寒湿痹证、痿证、痛证和各种虚寒性病证。贺普仁教授曾用此法治疗红斑狼疮，取得了较好的疗效。贺普仁教授认为太乙神针值得进一步研究。

五、“温通法”操作方法及图解

（一）火针疗法

1. 针具 制作火针的材料不同于一般毫针。火针需要在高温加热到针体变红后迅速刺入人体一定的穴位或部位，因此要求它的材料耐高温、坚硬挺拔，而且在高温加热的情况下，能保持坚硬不弯曲，具有越烧越硬的性质，这样才能保证针体顺利地穿透皮肤、肌肉组织而针身不弯不折。通过临床反复实践试用，以钨为主要基质的高硬度合金材料（99.55% 钨含量）制成的火针能符合以上的要求，所以是理想的材料。具体制作步骤如下：将钨锰合金材料冷拔成 30 号合金钢丝，接着将其按不同粗细截成长 6 ～ 12cm 的针条，然后用小砂轮将针条的一端磨光，再用细油石将针条打磨光滑。其后加工针柄。注意针柄不宜太短，一般长 3 ～ 4cm，以免烧针时烫手。其方法是将细铜丝卷成螺旋形细卷，再把卷好的铜丝缠在针条的另一端，铜丝的两端用 502 黏合剂固定于针条上。

（1）结构 一根完整的火针可分为三部分（图 3–1）。第一部分为针尖，第二部分为针体，第三部分为针柄。火针的针尖不需要很锋利，要尖而不锐，稍圆钝为佳。因为火针是烧红后刺入皮肤，而且要反复烧灼，如针尖太锐利则容易折断。火针的针体要坚硬挺直，这样在施术时不易弯曲，进出针顺利，患者痛苦少，疗效高。火针的针柄要隔热防烫手，便于持拿，这样才能保证施术者稳、准、快地进行操作。

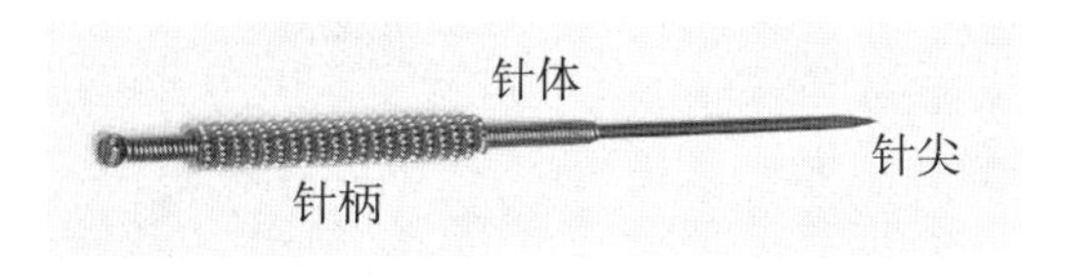

图 3–1 火针

（2）分类 临床上根据不同症状、不同穴位，选择不同粗细的火针。火针的粗细直接与疗效关系密切。因此，有必要将火针按粗细不同进行分类，以便于临床治疗时选用。根据临床的需要，将火针分为粗、中粗、细、平头、多头、三棱火针 6 类。

细火针（图 3–2）：直径为 0.5mm 的火针。细火针主要用于下列几种情况，如：面部的穴位，由于面部神经、血管比较丰富，痛觉敏感，使用细火针可以减少痛苦，另外由于面部直接影响美观，使用粗火针如处理不当，易留有瘢痕；肌肉较薄的部位；老人、儿童及体质虚弱的患者。

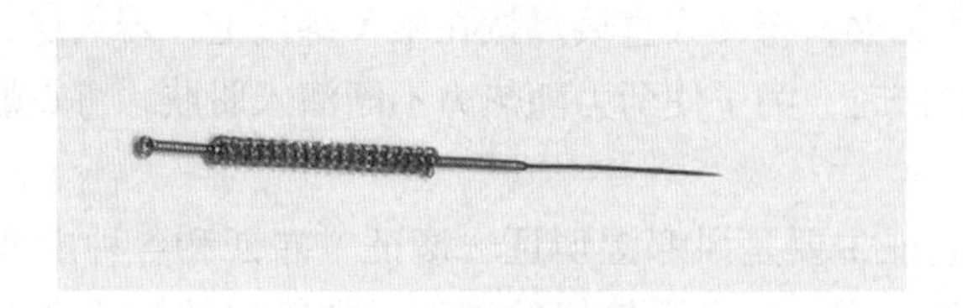

图 3–2 细火针

中粗火针（图 3–3）：直径 0.8mm 的火针。其适用范围较广泛，除面部穴位及肌肉菲薄的部位外，其他部位包括四肢、躯干、所有压痛点和病灶周围均可应用。

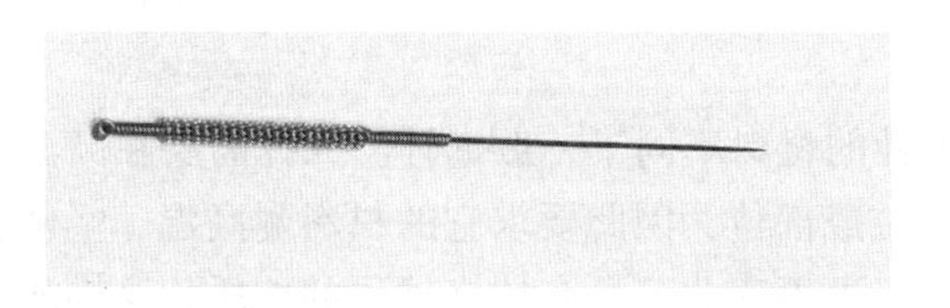

图 3–3 中粗火针

粗火针：直径 1.1mm 或更粗的火针。其主要用于针刺病灶部位，如窦道、痔漏、淋巴结核、痈疽、乳痈、臁疮、腱鞘囊肿、皮肤病变等。

平头火针（图 3–4）：主要用于灼烙浅表组织，如胬肉攀睛、雀斑等。

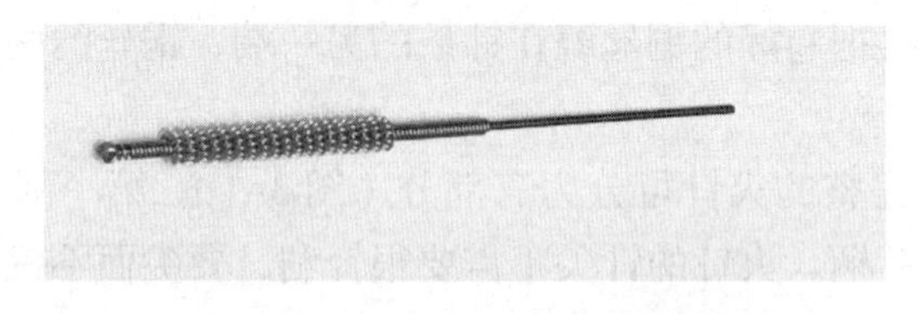

图 3–4 平头火针

多头火针：以三头火针多见（图 3–5）。刺激面积较大，可免除普通火针反复点刺的烦琐。其多用于面部扁平疣、皮肤斑点、黏膜溃疡等。

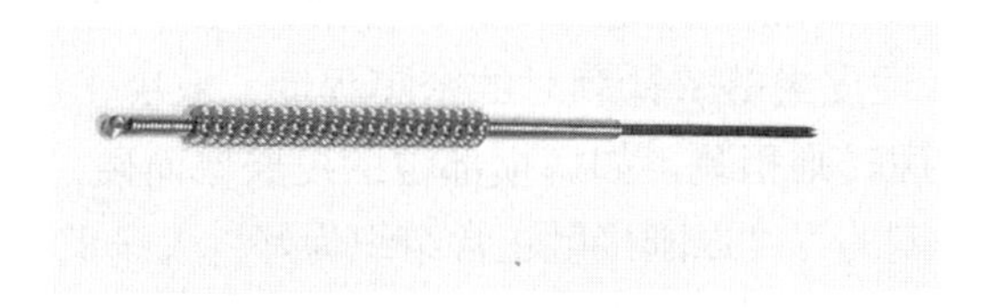

图 3-5 三头火针

三棱火针（图 3-6）：具有火针与三棱针的双重特点。其主要用于外痔、高凸的疣或瘤等，有切割灼烙之功。

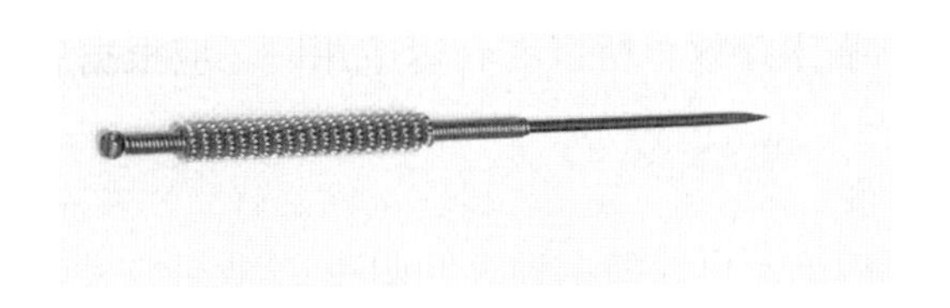

图 3-6 三棱火针

2. 选穴 贺普仁教授指出，应根据患者的具体病情、病灶部位，选择适当的经穴、痛点，或在病灶处直接针刺。

循经取穴是根据患者的临床症状表现，辨证归经，按经取穴，在经穴上施以火针，通过经络的调节作用，使疾病缓解。痛点取穴，即在病灶部位寻找最明显的压痛点，在痛点上施以火针，通过温热刺激，使经脉畅通，疼痛则止。《灵枢 · 经筋》中有“治在燔针劫刺，以知为数，以痛为输”，指的就是在疼痛的局部“阿是穴”进行针刺。此外，还有一种治疗方法即在病灶处或周围进行针刺，因病灶的形成多由于局部气血运行不畅，火针刺激可使循环改善，组织代谢增强，病灶得以消除，疾病得以缓解。

3. 针刺方法

（1）*点刺法、散刺法、密刺法和围刺法* 其中点刺法适用于针刺穴位，而后三种方法适用于针刺病灶局部。

①点刺法：包括经穴点刺法和痛点点刺法。经穴点刺法，是根据临床症状辨证归经，在经络上选择一定的穴位，通过火针对经穴的刺激，来温通经脉，行气活血，扶正祛邪，平衡阴阳，调节脏腑功能。这种刺法适用于内科疾病，使用的针具以细火针或中粗火针为宜，进针的深度较毫针浅。痛点点刺法，是在病灶部位寻找最明显的压痛点，在“阿是穴”上施以火针，主要适用于肌肉、关节病变和各种神经痛，因为压痛点是局部经气不通、气血阻滞的反应点，以火针刺激压痛点，可以使局部经脉畅通，气血运行，从而缓解疼痛。痛点点刺法可选用中粗火针，进针可稍深一些。

②散刺法：是将火针疏散地刺在病灶部位上的一种刺法。通过火针的温热作用温阳益气，改善局部气血运行，使经络畅通，从而取得缓解麻木、瘙痒，定痉止痛的功效。散刺法的针距一般为 1.5cm，多选用细火针，进针较浅。

③密刺法：即用火针密集地刺激病灶局部的一种刺法。此法是借助火针的热力，改

变局部气血的运行，促进病灶处的组织代谢，使疾病缓解。密刺法主要适用于增生、角化的皮肤病，如神经性皮炎等。针刺时的密集程度，取决于病变的轻重，一般间隔1cm，如病重可稍密，病轻则稍疏。如病损部位的皮肤厚而硬，针刺时可选用粗火针，反之则用中粗火针。针刺的深度以刚接触正常组织为好，太浅太深都不适宜。

④围刺法：是用火针围绕病灶周围针刺的一种刺法。进针点多落在病灶与正常组织交界之处。在病灶周围施以火针可以温通经脉，改善局部气血循环，促进组织再生。其主要适用于皮科、外科疾患。围刺法所用的针具为中粗火针，每针间隔以 1 ～ 1.5cm 为宜。针刺的深浅视病灶深浅而定，病灶深针刺深，病灶浅则针刺浅。

以上是贺普仁教授临床上常用的 4 种火针刺法，在临床实践中，选择的刺法和针具恰当与否，直接影响临床疗效。所以在临床应用时，应根据患者的具体情况，适当选择。

（2）快针法和慢针法

①快针法：是进针后迅速出针的一种火针刺法。“火针疗法”以快针法为主。一般都是进针后迅速出针，整个过程只需要 0.1 秒的时间。借助烧红的针体带来的热力，激发经气，推动气血，温通经络。快出快入是火针的优势。它治疗疾病具有省时、痛苦短暂的优点。

②慢针法：火针刺入穴位或部位后，停留一段较短的时间，然后再出针。留针时间多为 1 ～ 5 分钟。在留针期间可行各种补泻手法。慢针法具有祛腐排脓、化瘀散结之功，适用于各种坏死组织和异常增生等疾病，如淋巴结核、肿瘤和囊肿等。

4. 行针方式 火针疗法大部分情况不留针，进针后迅速出针。整个过程只需要 0.1 秒的时间。火针在进针前针体已烧红，热力已充足，刺入穴位或部位后，借热力激发经气，推动气血，温通经络，而火针的热力在短暂的时间内会渐渐消退，这时即使针体仍留在穴位内，已不能起到热刺激作用。所以快针是火针疗法的主要运针方式。

当火针用于祛瘤、化痰、散结时，则需要留针。留针的时间多为 1 ～ 5 分钟，如针刺淋巴结核，需留针 1 ～ 2 分钟；火针治疗疼痛性疾病时，可留针 5 分钟。火针留针时也讲究“得气”和针感，在火针针刺中或刺入部位后，要细心体会针下的感觉，根据感觉调整留针的深度。如用火针刺压痛点，当针下出现沉紧感时，说明已“得气”，留针 1 ～ 2 分钟。古人对留针的问题曾有记载，如《千金翼方》中记有“大癥块，当停针，转动须臾为佳”。在留针期间火针的热力慢慢消散，通过补泻手法使邪气祛除，正气恢复。此法具有祛腐排脓、化瘀散结之功。

5. 具体操作

（1）针前　首先要选择针具，应根据患者的性别、年龄、体质及病情虚实、施针部位来选择火针针具。

①选择体位：常用的体位为仰卧位、侧卧位、俯卧位、仰靠坐位、俯伏坐位及侧伏坐位等，应以施术者取穴正确、操作方便，患者舒适为原则，这与毫针的体位选择是一致的。

②安抚患者：相对毫针来说，火针针具较粗，痛感较强，患者有较强的畏惧心理。

医者应态度温和，安慰患者。初次施行火针，宜用短细的火针，以便减轻患者的恐惧感，有利于患者的配合，使治疗顺利进行。

③定位：平时火针运用不多的医者，为保证进针点无偏差，针前可在患者体表做定位标记，一般用拇指指甲掐个“十”字。如果是针刺某一部位或肿块囊肿等，充分暴露患处，要选择好进针点，固定体位，必要时可让助手帮助固定肿块、体位等。

④消毒：在选择的穴位或部位上，先用2%碘酒消毒，后用75%的酒精棉球脱碘，或直接用医用碘伏，以防感染。针刺破溃的病灶时，可直接用酒精或生理盐水消毒。医者双手可用肥皂水清洗干净，再用75%的酒精棉球擦拭。

（2）针中

①烧针：点燃火把，左手将灯移近针刺的穴位或部位，右手以握笔式持针，将针尖针体伸入外焰，根据针刺深度，决定针体烧红的长度。烧针是使用火针的关键步骤，《针灸大成·火针》中载：“灯上烧，令通红，用方有功。若不红，不能去病，反损于人。”因此，在使用火针前必须将针烧红，针红则效力强，痛苦少，祛疾彻底，起效迅速。

②进针：将针烧至通红时，迅速将针准确地刺入穴位或部位，并敏捷地将针拔出，这一过程时间很短，要求医者全神贯注，动作熟练敏捷。如《素问•宝命全形论》中所说：“手如握虎，神无营于众物。”

针刺深浅与疗效也很有关系，《针灸大成·火针》中认为刺针“切忌太深，恐伤经络，太浅不能去病，惟消息取中耳”。火针针刺的深度要根据患者的病情、体质、年龄及针刺部位的肌肉厚薄、血管深浅而定。一般四肢和腰腹稍深，胸背宜浅。

③出针：火针进到一定深度即迅速出针，然后用消毒干棉球按压针孔，以使针孔闭合，防止出血或感染。如需排血或排脓，则应使血或脓出净后，用干棉球擦拭针孔即可。因为火针是经过加热烧红后刺入人体的，因此消毒很彻底，另外，火针能激发人体的防御功能，所以火针引起感染的可能性很小，针后不需要特殊处理。

（3）针后　火针术后仍须将火针通体烧红，以彻底杀灭细菌微生物，防止交叉感染。

针后要保持局部洁净，防止感染。若当天出现针孔高凸、发红、瘙痒，不要搔抓，以免范围扩大，这一般是机体对火针的正常反应，不必紧张。因火针治疗是经过高温加热后进行的，感染的可能性很小，应告之患者不必担心，这种反应会很快消失。针后当天不要洗澡，以免污水侵入针孔。若针孔局部出现轻微感染，可外涂消炎药膏。囊性病变加压包扎，以免复发。火针治疗期间忌生冷，禁房事。

6. 施针间隔时间　火针会造成某种程度的肌肤灼伤，因此需要时间康复，一般情况下火针最短应间隔1日方可再次施治，即古人认为的“凡下火针，须隔日一报之”。贺普仁教授认为患者的就诊间隔时间也视病情而定。急性期与痛证可连续每日施用火针，但不应超过3次。慢性病可隔1～3日施用1次，长期治疗。其施术时间的确立突破了古人“凡下火针，须隔日一报之”的束缚。

（二）艾灸疗法

艾灸疗法可分艾炷灸、艾卷灸、温针灸、温灸器灸。艾炷灸又分为直接灸和间接灸；间接灸又分隔姜、隔蒜、隔盐、隔附子饼灸；艾卷灸又分为艾条灸、太乙神针、雷火神针。艾条灸又分为温和灸和雀啄灸。贺普仁教授临床多用隔姜灸、温和灸和温针灸。

1. 艾炷直接灸 所谓艾炷，是指将纯净的艾绒放在平板上，用拇、食、中三指边捏边旋转，把艾绒捏紧成规格大小不同的圆锥体。小者如麦粒大，中等如半截枣核大，大者如半截橄榄大（现代多用器具制作）。每燃烧一个艾炷，称为一壮。

艾炷直接灸又称明灸、着肤灸、着肉灸，即将艾炷直接放置在皮肤上施灸的一种方法。根据灸对皮肤刺激的程度不同，又分为瘢痕灸和无瘢痕灸两种。

（1）瘢痕灸 又称化脓灸，是指灸时造成皮肤烫伤，灸后化脓，最后局部留下瘢痕，一般治疗顽症痼疾，现用此术者极少。至于灸疮化脓，多属无菌性炎症，无须过虑。这和一般疮疖或创伤性炎症不同，只要溃疡面不弥漫扩大，就可连续施灸。如果化脓过多，溃疡不断发展，脓色由淡白稀薄变为黄绿色的脓液，或疼痛流血，而且有臭味，即为继发性感染，可以用外科方法处理。化脓灸适用于哮喘、慢性气管炎、肺结核、慢性胃肠病、发育不良、阳痿、遗精、早泄、缩阳症等。其他难治性疾病也可考虑使用，如慢性肝炎、癌症、艾滋病等。

（2）无瘢痕灸 又称非化脓灸，临床上多用中、小艾炷，将艾炷置于皮肤上，从上端点燃，当燃到 1/3 ～ 1/2，患者感到烫时，用镊子将艾炷夹去，换炷再灸，一般灸 3 ～ 7 壮，以局部皮肤充血、红晕为度。施灸后皮肤不致起疱，或起疱后亦不致形成灸疮。此法适用于慢性疾病，如哮喘、眩晕、慢性腹泻、风寒湿痹和皮肤疣等属虚寒证者。

2. 隔物灸 即间接灸，是指在艾炷与皮肤之间隔垫某种物品而施灸的方法。这样可以避免灸伤而致化脓，火力温和，患者易于接受。所隔物品种类繁多，多数为中药，有单方也有复方，故在治疗时，既有艾灸的作用，又有药物的一定作用。

（1）隔姜灸 用鲜生姜切成直径 2 ～ 3cm、厚 0.2 ～ 0.3cm 的薄片，中间以针穿刺数孔，以便热力传导。上置艾炷放在应灸的部位，然后点燃施灸，当艾炷燃尽后，可易炷再灸。一般灸 5 ～ 10 壮，以皮肤红晕而不起疱为度。在施灸过程中，有些患者因鲜姜刺激，刚灸即感觉疼痛，这时可将姜片向上略提起，或缓慢移动姜片，待灼痛感消失时再复原。若灸一段时间后，患者诉灼热难忍，可将姜片向上提起，下衬一些干棉花或软纸，放下再灸。注意艾炷不宜过大，如蚕豆或黄豆大即可，因艾炷过大，先燃上部，下边不热，后来接近姜片则热力剧增，易致发疱。隔姜灸应用很广，适用于面瘫、呕吐、腹痛、泄泻、遗精、阳痿、早泄、不孕、痛经和痹证属虚寒者等。生姜辛温无毒，具有升发宣散、调和营卫、祛寒发表、通经活络的作用。鲜姜和艾结合施灸，有相得益彰之效。

（2）隔蒜灸 一般将鲜大头蒜切成 0.1 ～ 0.3cm 的薄片，中间以针穿刺数孔，上置艾炷放在应灸的穴位上，然后点燃施灸，待艾炷燃尽，易炷再灸，灸 4 ～ 5 壮后更换新蒜片，一般灸 5 ～ 7 壮。也可用蒜泥灸，即将蒜头捣成泥状，置于穴位或未破溃的皮肤上，在蒜泥上点燃艾炷施灸。每穴一次灸足 7 壮左右，以灸处泛红，或从无痛感到有痛感，或从知痛到不知痛为度。每日可灸 1 ～ 2 次。大蒜液对皮肤有刺激，灸后容易起疱。灸时可将蒜片向上提起，或缓慢移动蒜片。若起疱，要用无菌纱布覆盖，防止衣物摩擦。大蒜辛温有毒，性热喜散，有消肿化结、拔毒止痛之功。本法适用于阴疽流注、乳痈、瘰疬、未溃之疮疖、痈疽、无名肿毒、肺结核、腹中积块等。此外，尚有一种自大椎穴到腰俞穴铺敷一层蒜泥的“铺灸法”（长蛇灸），民间用于治疗虚劳、顽痹等。

（3）隔盐灸　用纯净干燥的食盐填敷于脐部，使其与脐平，盐上放置姜片，上置艾炷施灸，如患者稍感灼痛，即更换艾炷。若盐上直接置艾炷施灸，此盐应是炒过之盐，以防止食盐受热爆起而造成烫伤。若患者脐部凸起，可用湿面条围住肚脐周围，再将食盐填于脐中施灸。一般灸 3 ～ 9 壮。此法有回阳、救逆、固脱之功，但需连续施灸，不拘壮数，直到脉起、肢温、证候改善。隔盐灸临床上主要用于治疗急性寒性腹痛、吐泻、痢疾、淋病、四肢厥冷等。

（4）隔附子饼灸　将附子研成细粉，加白及或面粉少许，再以黄酒或水调和捏成薄饼（如五分硬币大）一二分厚度，待稍干，用粗针刺几个小孔，上置艾炷放在局部灸之。一饼灸干，再换一饼，以肌肤内部觉热为度，可以每日或隔日灸之。附子辛温善走，消坚破结，善逐风寒湿气。此法可治疗各种阳虚病症，特别是疮疡溃后久不收口，肉芽增生流水无脓，或溃疡因气血虚弱久不收敛者为佳，有祛腐生肌、促进愈合的作用。

3. 艾条悬灸　艾条，是指用桑皮纸包裹艾绒卷成圆筒形的艾卷，艾卷中可加入药物。用艾条悬灸有以下 3 种。

（1）温和灸　将艾条的一端点燃，对准应灸的腧穴或患处，距离皮肤 2 ～ 3cm 处进行灸疗，使患者局部有温热感而无灼痛为宜，一般每穴灸 10 ～ 15 分钟，至皮肤红晕为度。如果遇到局部知觉减退或小儿等，医者可将食、中两指置于施灸部位两侧，这样可以通过医者手指来测知患者局部的受热程度，以便随时调节施灸的时间和距离，防止烫伤。现临床多用温灸器具代替温和灸，以节省人力。

（2）雀啄灸　施灸时，艾卷点燃的一端与施灸部位皮肤之间的距离并不固定，而是像鸟雀啄食一样，一上一下施灸。

（3）回旋灸　施灸时，艾卷点燃的一端与施灸部位的皮肤虽保持一定的距离，但不固定，而是向左右方向移动或反复回旋地施灸。

以上诸法对一般应灸的病症均可采用，但温和灸多用于治疗慢性病，雀啄灸、回旋灸多用于治疗急性病。

4. 温针灸　温针灸是针刺与艾灸相结合的一种方法，又名传热灸、烧针尾，最早记载于《伤寒论》。《针灸聚英》曰：“近有为温针者，乃楚人之法。其法，针于穴，以香白芷作圆饼套在针上，以艾蒸温之，多以取效。”温针灸是一种简便易行的针灸并用法，其艾绒燃烧的热力可通过针身传入体内，针与灸相得益彰，适用于既需针刺留针，又需施灸的疾病。操作时，应选针柄略粗长之针，刺在肌肉较厚处，进针后行针使之“得气”，然后留针不动。取粗艾绒，用右手食、中、拇三指搓如枣核之形状大小，中间捏一痕，贴在针柄上，围绕一搓，即紧缠于针柄之上。然后用火从艾炷的下面点燃，待其自灭，再换艾炷，一般 3 ～ 5 壮后，穴道内部觉热为止。现在多用艾条段代替艾炷，操作更为简便，在针刺“得气”后，在针柄上穿置一段长 2 ～ 3cm 的艾条施灸，艾段与皮肤之间的距离一般在 4cm 左右，太近则易烧伤皮肤，太远则作用不大。此法要注意燃烧的艾段可能掉落，可烧伤皮肤或烧坏衣服、床单，要注意遮挡防护。另外，烧过的针柄容易折断，非一次性使用的针具的针根与皮肤之间要保持一段距离。

温针灸是靠针柄上燃烧的艾的热力借针身传热而传入穴内，可起到针刺与艾灸的双重作用。其具有温通经络、疏通气血的功效，对风、寒、湿、痹等经络闭塞不通等病最为适用，如关节游走酸痛等风湿病、肌体麻木不仁、腹满肿胀、脚气病、肌体瘫痪痿痹等均有良好的疗效，对一些慢性消化不良、慢性肠炎也有较好的疗效。

凡由邪热所致的疾病或不宜留针的疾病皆不宜行温针治疗，如高热性疾病、关节赤肿、疖肿、惊厥、抽搐、丹毒、重症精神病、高血压等。

5. 天灸　天灸又称药物灸、发疱灸，是将一些具有刺激性的药物，涂敷于穴位，敷后皮肤可起疱，或仅局部充血潮红。所用药物多是单味药，也有用复方者。现举蒜泥灸为例：将大蒜捣烂如泥，取 3 ～ 5g 贴敷于穴位上，敷灸 1 ～ 3 小时，以局部皮肤发红起疱为度。如敷涌泉治疗咯血、鼻出血，敷合谷治疗扁桃体炎，敷鱼际治疗喉痹等。

6. 灯火灸　又称灯草灸、油捻灸、神灯照等，是民间沿用已久的简便灸法。取 10 ～ 15cm 长的灯心草或纸绳，蘸麻油或其他植物油，浸渍长 3 ～ 4cm，点燃后快速对准穴位一点，听到“叭”的一声迅速离开，如无爆脆之声，可重复一次。此法主要用于小儿腮腺炎、喉疾、吐泻、惊风等。

六、“温通法”的注意事项和禁忌

（一）火针疗法

1. 注意事项

（1）施术前要向患者耐心解释火针的原理和治疗效果，消除其顾虑，使患者有信心接受治疗。施术前还应指导患者采取适当体位，使针刺局部充分暴露，便于术者操作。如体位不当则会产生疼痛，影响治疗，故选择体位以耐久舒服、不易疲劳为宜。一般有以下 5 种。

①仰卧位：适用于在头面、胸腹及四肢前面施术。

②俯卧位：适用于在项背腰及四肢后面施术。

③侧卧位：适用于在偏头、侧胸及人体侧面施术。

④仰靠坐位：适用于在头面五官施术。

⑤伏卧坐位：适用于在项肩及腰以上施术。

（2）在靠近内脏、五官和大血管及肌肉薄弱的部位施术时，应慎用或浅刺，以免发生意外。火针疗法在操作时还应掌握三个要点，即“红”“准”“快”，这是疗效好的关键，掌握这三点，也就掌握了火针疗法的技巧。“红”是指乘针体烧至通红时，迅速刺入穴位或部位。这时火针穿透力强、阻力小、进针时间短、患者痛苦小。针体通红时施术，刺激最强，疗效最好。“准”指进针要准。因火针进针后不能再变动，如针刺不准确也不能再调整，因此要取得好的效果，进针时必须准确。一般在针刺前可在要针刺的部位做个“十”字标志，这样有助于准确进针。“快”指进针要快，动作快可使患者不受痛苦或少受痛苦，而要做到这点，平时必须练好基本功，主要是指力和腕力，若再加上全身的气力和气功，将这些力气共同运用于针端，则可做到进针快速敏捷。另外还应注意烧针时火源应靠近施术部位。做到以上三点就可以保证治疗顺利完成。

（3）针刺后交代医嘱，如针后针孔出现红点并瘙痒为针后的正常现象，不能搔抓，症状数天后可缓解，不需处理。嘱患者在接受火针疗法当天不要洗澡，保护针孔，以防感染。在行针后，术者还应注意用消毒干棉球揉按针孔，这样一方面可减轻患者的疼痛感，另一方面可起到保护针孔的作用。

（4）用火针疗法时应注意安全，防止烧伤或火灾等意外事故的发生。

除以上几方面外，还要注意疗程问题，这与疗效也很有关系。一般来说，患者每次就诊的间隔时间，可因病情的不同而有区别。如急性病可连续每天行针，慢性病则需持久治疗，可间隔 2 天、3 天或 1 周。

（5）在行火针时，应根据患者病情的需要，配合一般针灸或艾灸，以加强治疗效果，缩短治疗时间。

2. 禁忌

（1）精神过于紧张、饥饿、劳累的患者，以及大醉之人都应禁用火针，以防止出现晕针等不适症状，给患者造成不必要的痛苦。

（2）不明原因的肿块部位，大失血、凝血机制障碍的患者，中毒的患者，精神失常者不宜采用火针疗法。

（3）孕妇及新产妇，瘢痕体质或过敏体质者，慎用火针疗法。患有糖尿病的人，慎用火针，因其针孔不易愈合，易造成感染。

（4）人体的有些部位，如大血管、内脏及重要器官处，禁用火针。

（5）面部应用火针须慎重。古人认为面部禁用火针。如《针灸大成·火针》记载：“人身诸处，皆可行火针，惟面上忌之。”又如《针灸聚英》上云：“人身之处皆可行针，面上忌之。”火针治疗后局部有可能遗留小瘢痕，因此古人认为面部应禁用。但如果在操作时选用细火针浅刺，不但可以治疗疾病，而且不会出现瘢痕，因此面部禁用火针不是绝对的。

（6）在火针治疗期间应忌房事，忌生冷食物。

3. 火针意外情况的预防及处理

（1）晕针、滞针、弯针、断针

①晕针：火针需要用火加热，虽进针快，但痛感仍略强于毫针，所以一些畏火患者偶尔会有晕针现象出现。

晕针后医者应停止针刺，使患者平卧，松开衣带，注意保暖。一般饮温开水或糖水，静息片刻后即可恢复，严重者要配合其他急救措施。为避免不必要的意外事故，在治疗前，医者应注意患者的体质、神志等情况，对于过度饥饿、劳累、紧张或畏惧火针者，暂不使用火针。初次接受火针治疗者，取穴不要多，手法不宜重。

②滞针：在行针时或留针后，医者感觉针下涩滞，出针困难。

滞针与医患双方都可能相关。若患者紧张，局部肌肉收缩或针刺过深均会出现滞针，火针加热时温度不够，或针体老化、锋利不足亦会发生此现象。这就要求医者做好患者的思想工作，使其充分放松，并注意针具的选择，随时更换老化的火针，治疗中火针要充分加热，不可刺入过深。火针滞针的处理方法同毫针。

③弯针、断针：与医者进针姿势不正确、患者过度紧张、移动体位或针体老化有关。医者在施术时，要注意针尖、针刺部位及指腕之力保持垂直，要使患者体位舒适。更换旧针，避免使用变脆易弯的火针。火针弯针、断针的处理方法同毫针。

（2）疼痛、瘙痒　火针后针孔若出现微红、灼热、轻度疼痛、瘙痒等属于正常现象，片刻至数天后可自行消失，可不做特殊处理。火针治疗中及针刺后，若疼痛剧烈持久，则属异常。

若痛感持久不散，针后出现红肿热痒者，则属于局部感染，这是火针治疗时应杜绝的现象，与消毒不严、棉球污染、针后搔抓或过早淋浴有关。所以针前医者要严格消毒局部，消毒方向是从内向外，针后要用消毒干棉球按压针孔，并嘱咐患者针后不要搔抓，当日不要淋浴。

糖尿病患者较易出现感染，故应慎用火针。若使用，针刺前要严格消毒，针后要认真防护。已出现感染者，可局部选用黄连膏、化毒散膏、红霉素膏、百多邦外敷等，并酌情使用抗生素。

疼痛严重者与医者针具选择不当、烧针温度不够、动作缓慢及出针后未及时处理有关。医者应注意在针刺面部及肌肉较浅薄部位时选择细火针，火针要充分加热后应用，进针要果断迅速，出针后用干棉球按压针孔。

（3）出血、血肿　因火针有开大针孔的作用，故火针施治时出血比毫针多见。针刺时为了减少出血情况发生，应尽量避开血管，选择粗细合适的火针。如为了排污放血、清热解毒，可待其出尽或血色由污黑变鲜红为止，血量过少则余邪难清。

针刺后皮下出血可引起肿胀疼痛，继则局部皮肤呈青紫色。如青紫面积较小，可待其自行消退；如青紫肿痛较甚，要先冷敷止血，24 小时后再行热敷，或在局部轻轻揉按，一般需 1 ～ 2 周方可消散，但不会遗留后遗症。这就要求医者熟悉解剖部位，针刺时避开皮下血管，出针时按压针孔。发现肿胀则用手指于肿胀处加压干棉球，按压 10 分钟左右，不要揉动，然后嘱患者用上法行冷热敷。血友病及有出血倾向的患者禁用火针。

（4）毫针针刺的注意事项在火针治疗中同样要注意　如躯干部位要浅刺以免刺中脏腑等。火针施治时，要注意安全，酒精灯不要灌得过满，要防止烧伤或火灾等意外事故。医者操作时要胆大心细，掌握“红”“准”“快”三字原则。

（二）艾灸疗法

1. 选穴原则 少而精。杨继洲曾说过：“虽取穴之多，亦无以济人；苟得其要，则虽会通之简，亦足以成功，惟在善灸者加之意焉耳。”可见选穴要精要、准确，而不在于多。贺普仁教授在临床上往往只取一两个穴，却能取得很好的疗效。

2. 配穴原则 治全身性或内脏疾病时一般为双侧取穴，治局部病或一个肢体的病，可单侧取穴。为了取得好的疗效，一般可根据病情配合针刺使用。

3. 程度 《医宗金鉴》说：“皮不痛者毒浅，灸至知痛为止；皮痛者毒深，灸至不知痛为度。”又说：“凡灸诸病，要持之以恒，必火足气到始能愈。”贺普仁教授认为，灸法既是一种温热刺激，就必须达到一定的温热程度，绝不能草率，用艾烟熏烤，表热里不热，达不到治疗效果。

4. 灸疗顺序 在治疗时如果上下前后都有配穴，应先灸阳经，后灸阴经，先灸上部，后灸下部，即先背部，后胸腹，先头身，后四肢，取其从阳引阴、引火归原之意，否则可能有面热、咽干、口燥等后遗症或不舒服的感觉。同时要注意，因火性炎上，凡灸上部穴位，必须在下部配穴灸之，以引热力下行。《千金要方》曾记载：“凡灸当先阳后阴……先上后下。”

5. 频次 急性病一般一天可灸 2 ～ 3 次；慢性病可隔日灸，10 ～ 30 次为 1 个疗程。《医宗金鉴》曰：“然头与四肢皮肉浅薄，若并灸之，恐肌骨气血难堪，必分日灸之，或隔日灸之，其艾炷宜小，壮数宜少。”《医学入门》也说：“针灸穴治大同，但头面诸阳之会，胸膈二火之地，不宜多灸。背腹阴虚有火者，亦不宜灸，惟四肢穴最妙，凡上体及当骨处，针入浅而灸宜少；凡下体及肉厚处，针可入深灸多无害。”临床上可根据患者的具体情况，决定隔天的多少，以便取得最好的疗效。此外，还要告知患者，施灸法治疗要有耐心，灸同久，必须持之以恒，长期施灸才能收效。

6. 灸后调养 灸后，特别是瘢痕灸后，要注意避风寒，保持乐观情绪，戒色欲，勿过劳，饮食清淡等。灸伤及灸疮的处理：施灸过量或时间过长，局部出现水疱，只要不擦破，可待其自然吸收。如水疱较大，可用消毒毫针刺破水疱，放出液体，再涂以甲紫（龙胆紫），外敷消毒纱布即可；若发生严重烧伤，则应到外科做专门处理。直接灸往往发生起疱、结痂、溃烂等灸疮现象。为了保护灸疮，防止摩擦，预防感染，可用消毒敷料或淡膏药（灸疮膏药）覆盖，再灸时揭开，灸后再盖上。如发生继发感染，可用消炎药膏或玉红膏涂贴。内衣要烫晒消毒，干净柔软，以免感染。

7. 晕灸的防治 晕灸者虽极少见，但发生时也和晕针一样，会出现突然头昏、眼花、恶心、颜面苍白、脉细手冷、血压降低、心慌汗出，甚至晕倒等症状。多因初次施灸或空腹、疲劳、恐惧、体弱、姿势不当、灸炷过大、刺激过重等引起。其处理方法参考晕针的处理措施。

8. 禁忌证 关于灸法的禁忌证，主要集中在热证是否可灸这个问题上。从历史上来看，就有热证不可灸和热证可灸两种观点。

认为热证不可灸的代表人物是汉代张仲景，他把热证用灸的不良后果描述得比较严重，如《伤寒论》119条云："微数之脉，慎不可灸，因火为邪，则为烦逆，追虚逐实，血散脉中，火气虽微，内攻有力，焦骨伤筋，血难复也。"其认为阴虚内热之体，应忌用灸，因艾火易伤津液，可导致阴血枯耗而形成焦骨伤筋的严重后果。《伤寒论》115条云："脉浮，热甚，而反灸之，此为实。实以虚治，因火而动，必咽燥吐血。"其认为实热之证不可用灸补阳，否则会伤阴动火，迫血妄行。张仲景的观点对后世影响很大。

但认为热证可灸的人也不少，《千金要方》和《千金翼方》不仅从理论和临床上确立了灸法的一些基本原则，而且把灸法的适应证扩大至未病、急症、热证等。如《千金翼方·卷二十八》曰："凡卒患腰肿附骨肿痈疽节肿风游毒热肿，此等诸疾，但初觉有异，即急灸之立愈。"《千金要方·卷十四》说："小肠热满，灸阴都，随年壮。"《千金要方·卷十九》言："腰背不便，筋挛痹痛，虚热内寒，灸第二十二。"这些都说明热证是可以灸的。金代刘完素认为灸法有"引热外出"和"引热下行"的作用，主张热证用灸。实热证用灸法属于"引热外出"法；寒热格拒用灸法属于"引热下行"法。元代朱丹溪完善了"热证可灸"的理论，认为热证包括实热与虚热，并把灸法用于热证的作用归纳为"泄热排下""散火祛痰""养阴清热"三个方面。《红炉点雪》中明确指出灸法用于寒热虚实诸证无往不宜。而至《灸绳·灸赋》更加阐明了热证可灸的机制为"虚热用灸，元气周流；实热用灸，郁热能疗；表热可灸，发汗宜谋；里热可灸，引导称优。火郁宜发……同气相求，开门逐贼，顺气行舟。"《医学正传》及《针灸问对》对热证可灸做了解释："虚者灸之，使火气以助元阳也；实者灸之，使实邪随火气而发散也；寒者灸之，使其气之复温也；热者灸之，引郁热之气外发，火就燥之义也。"

张仲景所说的热证不可灸，主要针对全身性的热证；而后世所说的热证可灸则主要针对局部性的热证，如外科疮疡疖肿，或寒热夹杂证，或寒热格拒证，或阴阳俱虚证。

由此看来，两种观点其实并无多大矛盾：对全身性的实热证或虚热证，一般不用灸法，至少要在用清热药或养阴清热药的前提下才能用灸；对其他情况的热证，可以用灸，但要注意操作的方法和灸量，以及和其他方法的配合运用。

凡颜面五官、大血管部和肌腱部位不用直接灸法，以防形成瘢痕，妨碍美观及运动。孕妇的腹部和腰骶部，以及乳头、阴部、睾丸不宜施灸。

9. 其他注意事项 灸法的副作用不多见，但极少数患者开始施灸时可能会有发热、疲倦、口干、全身不适等反应，轻者可不必顾虑，继续施灸可能会消失，或适当延长灸法的时间，或加服滋阴生津之中药，重者可改用其他疗法。

（1）注意通风和保暖 施灸时不免有艾灸烟味，初灸患者多嫌恶之，因此在避免风吹的前提下，要注意通风换气。

（2）注意消毒 直接灸时，对皮肤有轻度烧伤，为防止灸后继发感染，事先对皮肤要严格消毒，用酒精棉球消毒穴区时，擦拭的面积要大些。

（3）防止烫伤 对老年患者及皮肤感觉减退、反应迟钝者，要控制好灸温，以防烫伤。糖尿病患者一旦皮肤烫伤，很难愈合，故慎用灸法。头面部不宜使用直接灸，以免烫伤影响面容。关节部也要防止烧伤，以免影响功能活动。

（4）防止火灾 艾绒是极易燃烧之物，燃烧之艾绒不得随便丢弃，灸毕一定要将艾火彻底熄灭。

10. 温针灸　向针尾装包艾绒时要捻紧，以防燃烧时艾绒的火星落下烫伤皮肤。若有艾火星落下，应旋即将之扑灭或用手弹去或用口吹于地下。

施术时，嘱患者不要随便改变体位，以防燃烧的艾绒火星落于皮肤造成烫伤，或造成弯针等现象。

点燃艾绒应先从下端点起，可使热力直接向下传导和熏射，以加强疗效。

附 1:《针灸技术操作规范 第 12 部分：火针 GB/T 21709》(2009 年)

范 围

GB/T 21709 的本部分规定了火针刺法及火针操作的术语和定义、操作步骤与要求、注意事项及禁忌。

本部分适用于火针刺法的技术操作。

1 术语和定义：下列术语和定义适用于 GB/T 21709 的本部分。

1.1 火针 fire needle：用耐受高温并对人体无伤害的金属为材料，供烧红使用的针具。

1.2 火针刺法 fire needle therapy：烧红火针针体，按一定刺法迅速刺入人体选定部位的针刺方法。

2 操作步骤与要求

2.1 施术前准备

2.1.1 针具选择

2.1.1.1 火针针具选择：针尖应圆利、无倒钩；针体应光滑、无锈蚀；针柄与针体缠绕应牢固，无松动。火针的结构、材质、规格参见附录 A。

2.1.1.2 烧针工具选择：点燃酒精灯，用于针体加热；或用其他安全方式加热针体。

2.1.2 部位选择：根据适应证病情可选取腧穴、血络、体表病灶或病灶周围等部位，并在选定的针刺部位上加以标记，以确保针刺的准确性。火针刺法适应证参见附录 B。

2.1.3 体位选择：根据病情及针刺部位，可选择患者舒适安全，医者便于操作的体位。

2.1.4 环境要求：治疗环境应清洁卫生，远离易燃物，并注意避风。

2.1.5 消毒

2.1.5.1 医者消毒：医者双手应先用肥皂水清洗干净，再用 75 % 乙醇擦拭。

2.1.5.2 针刺部位消毒：可用 75% 乙醇或 0.5% ～ 1% 碘伏棉球在针刺部位消毒。

2.1.5.3 火针针体消毒：点燃酒精灯，从针根沿针体到针尖连续移动烧红，对施术前针体消毒。

2.2 施术方法

2.2.1 针体加热：用酒精灯烧红针尖及针体，根据针刺深度，决定针体烧红长度。

2.2.2 进针：针体烧红后，应迅速、准确地刺入针刺部位。

2.2.3 火针常用刺法

2.2.3.1 点刺法：在腧穴上施以单针点刺的方法。

2.2.3.2 密刺法：在体表病灶上施以多针密集刺激的方法，每针间隔不超过 1cm。

2.2.3.3 散刺法：在体表病灶上施以多针疏散刺激的方法，每针间隔 2cm 左右。

2.2.3.4 围刺法：围绕体表病灶周围施以多针刺激的方法，针刺点在病灶与正常组织交界处。

2.2.3.5 刺络法：用火针刺入体表血液淤滞的血络，放出适量血液的方法。

2.2.4 出针：针体达到治疗深度后，即可出针。

2.3 施术后处理

2.3.1 消毒针具：为避免由针体产生的交叉感染，应重新用酒精灯从针根沿针体到针尖连续移动烧红，消毒备用。

2.3.2 处置针孔：

为减轻疼痛，促进愈合，应妥善处置针孔：

a）可用无菌棉球或棉签按压针孔；

b）针孔如有出血或渗出物，可用无菌棉球擦拭按压；

c）火针刺络出血后，可用敞口器皿承接，待出血停止后，再用无菌棉球擦拭按压。

3 注意事项

3.1 施术时应注意安全，防止烧伤或火灾等事故发生。

3.2 针刺要避开动脉及神经干，勿损伤内脏和重要器官。

3.3 孕妇、产妇及婴幼儿慎用。

3.4 糖尿病患者、瘢痕体质或过敏体质者慎用。

3.5 精神过于紧张、饥饿、疲劳的患者不宜用。

3.6 施术后，医者应向患者说明术后针刺部位的维护事项，包括：

a）针孔局部若出现微红、灼热、轻度疼痛、瘙痒等症状属正常现象，可不作处理；

b）应注意针孔局部清洁，忌用手搔抓，不宜用油、膏类药物涂抹；

c）针孔当天不宜着水。

4 禁忌

4.1 不明原因的肿块部位。

4.2 大失血、凝血机制障碍的患者。

附录 A

（资料性附录）

火针针具

A.1 火针结构

A.1.1 针尖：火针前端尖利部分为针尖。由于火针在烧红状态下使用，针尖反复烧灼，易变脆折断，因此要求针尖利而不锐，稍圆钝为佳。

A.1.2 针体：针尖至针根的中间部分为针体。针体烧红时进针，容易变形弯曲，因此要求针体应坚硬、挺直、有弹性、表面光滑，使进出针顺畅。

A.1.3 针根：针体与针柄连接处为针根，是针体消毒的起始部位。

A.1.4 针柄：火针后部手指持针处为针柄。针柄宜用铜质材料缠制成环柄盘龙式针柄，使其具有隔热性，便于施术操作。

A.2 火针材质：火针针具在高温下使用，要求制作火针针体的材料在高温烧灼条件下，应具备坚硬、不弯曲、有弹性、对人体无伤害的特点，理想的材质宜采用钨基高比重硬质合金材料。

A.2.1 火针规格：

火针疗效与针体的粗细长短有一定关系。临床上应根据不同病症，不同穴位，选择不同规格的火针。一般火针规格如下：

a）针体直径可选用 0.3mm、0.4mm、0.5mm、0.6mm 或其他适合的直径；

b）针体长度可分为 20mm、30mm、40mm 或其他适合的长度。

附录 B

（资料性附录）

火针刺法适应证

B.1 内科：头痛、眩晕、不寐、痹证、发热、面肌痉挛、面痛、面瘫、哮喘、中风、高血压、痛风、痿证、脘腹痛、胁肋疼痛、肠炎、呃逆等。

B.2 外科、骨伤科：扭伤、腰腿痛、腰椎病、关节炎、腱鞘囊肿、网球肘、筋膜炎、颈椎病、代偿性骨质增生、痄腮、静脉曲张、胎记、痔疮等。

B.3 妇科：乳腺炎、乳腺增生、痛经、月经不调、子宫肌瘤、卵巢囊肿、外阴白斑等。

B.4 皮肤科：湿疹、皮炎、带状疱疹、黄褐斑、痤疮、银屑病、荨麻疹、神经性皮炎、白癜风等。

B.5 五官科：麦粒肿、牙痛、舌肿、咽喉肿痛、鼻息肉、过敏性鼻炎等。

附 2：贺氏火针针具的现代研究

现代火针针具的材质有钨锰合金、铁铬合金、钼金属、不锈钢和特质金属等。钨锰合金、铁铬合金和钼金属制成的火针耐火烧，温度可达 800℃，具有高温下硬度强、不蚀不剥、不退火、不易变形、不易折、经久耐用等优点，利于临床使用，但其导热系数大，热传导能力强，所以针体要有良好的隔热手段。同时，由于其导热能力强，其散热也快，容易散失热量。

贺氏火针具有熔点高、回火稳定性高、红硬性和热强性高、热导率低等特点，在高温状态下能够保持极高的硬度和韧度，经久耐用，可满足临床长期反复施术、加热多次连续施针的需要。

为积极推广贺氏火针的临床应用，规范火针针具的制作，在贺普仁教授倡导下，首次进行了火针材料和热学特性的定性、定量研究，为火针在材料选择、规范化和标准化方面提供了重要的科学依据，为火针材料的进一步优化改进提供了明确的目标和方向。

通过采用电子扫描显微镜和能谱仪对贺氏火针的主要成分和比例进行定量分析，研究结果显示：①贺氏火针的主要材料为金属钨，纯度为 99.55%，明显高于钨钢火针，与钨锰火针含钨量相近（99.60%）。金属钨是目前公认的制作火针最为适宜的材料，具有熔点高、回火稳定性高、红硬性和热强性高、热导率低等特点。②使用后的火针断口中心部位为纯度较高的钨，在边缘部位存在一定含量的碳元素，可能是由于在使用过程中反复使用酒精灯烧红，并刺入人体，火针表面会生成一层碳化层。如果火针使用时间过长，这部分碳化物会在针体表面积聚，降低火针表面光洁度和材质的高温韧性，影响使用效果。所以，临床使用过程中，需要规定火针的使用期限，避免过度使用。

基于近红外CCD测温技术，通过实验与数值模拟相结合的方法，测量了火针加热过程和针体移动过程中的针体温度变化情况。选取钼、钨、不锈钢三种火针针体，以实际温度测量为主要方法，以传热模型为主的针体温度数值模拟作为实验测量的补充和校验，量化火针在不同情况下的具体温度，实验结果表明：①相同材料的针体，直径越小，加热及冷却速度越快。②同一直径下，不锈钢针传热速度最快，而钨针最慢。③在加热时应考虑针体材料的影响，对于同一直径不同材料针体加热后的运移过程，三种材料的冷却速度相差不大。④如果加热时间足够长，选择针中加热时，针体蓄热量较大，运移过程中温度下降比针尖加热时慢，针体下降到相同温度所用时间长，更有利于一次加热多次连续施针的手法应用。⑤不锈钢材料的针体传热速率最快，在针中加热时，针尖前端的温度无法达到800℃以上，不宜于一次加热多次连续施针。而钨针的蓄热量大，粗、细针体在加热过程中针尖前端均可到达700℃以上，运移过程中针体整体温度下降较慢，可以满足临床一次加热多次连续施针的需要，可满足火针操作要求。⑥火针移动中的温度变化主要受时间影响，要求临床医师在完成针体加热后，尽快移动实施针刺。

综合以上研究，贺氏火针针具主要材料为金属钨，熔点高、回火稳定性高、红硬性和热强性高、热导率低，钨针的蓄热量大，针体在加热过程中针尖前端可到达700℃以上，针体整体温度下降较慢，可以满足临床火针施术需要，是制作火针的适宜材料。本研究为火针材料选择、操作规范化和标准化提供了重要的科学依据。

第四章 强通法

一、“强通法”的概念

“强通法”主要指放血疗法，即用三棱针或其他针具刺破人体一定的穴位或某些浅表部位的血管，根据不同病情，放出适量血液，通过决血调气，通经活络以治疗疾病的方法。

强通法主要指放血疗法，还包括拔罐、推拿等疗法。《灵枢・小针解》中“菀陈则除之者，去血脉也”，即指以放血疗法祛除恶血，以达祛瘀滞、通经络的目的。此法犹如河道阻塞，水流受阻，今疏浚其道，强令复通，故曰强通。

贺普仁教授对强通法的具体阐释如下：

其一，放血疗法是用三棱针或其他针具刺破人体一定部位的浅表血管，根据不同的病情，放出适量的血液，以起到祛瘀滞、通经络的作用。“强”有硬要、迫使的意思，又有强大、有力的意思，此法犹如河道阻塞、水流受阻，今疏浚其道，强令复通，故曰强通。

其二，强通法使用比毫针更强劲有力的三棱针为主的特种针具进行刺络放血（图4-1）。三棱针在《灵枢・九针十二原》等所记载的九针中属“锋针”，专为刺络出血而用。刺络放血法也是针灸疗法中独具特色的一种传统针法。该法利用三棱针等在人体一定的穴位或某些浅表部位，刺破血络，强迫出血，放出少量血液，以达治疗疾病目的的方法。

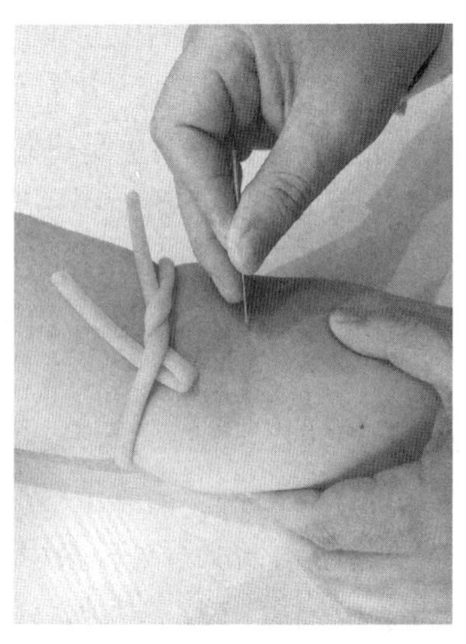

图 4-1 刺络放血

其三，刺络放血法颇受历代医家的重视。在《黄帝内经》中刺血疗法已有详尽的论述，其文162篇中，有40篇或多或少地论及刺络放血的内容。文中系统论述了刺血工具、作用功能、部位选择、主治病症、应用禁忌等内容。后代医家多有记载，不仅反映在针灸专著中，也反映在其他内外各科著名医家的著作中，如《外科精要》《儒门事亲》《脾胃论》《卫生宝鉴》等。刺络放血法在我国少数民族的蒙医、藏医中也多有运用。

其四，放血疗法之所以起效，关键是它能气血双调，通过灵巧的手法，快速强刺，迫血外泄、祛瘀通闭，使邪随血出，同时它又能激发经气，使经络通畅，营血顺达，从而达到清热解毒、祛腐生新、活血祛瘀、醒神开窍、安神定志等多方面的功效。强通法可应用于临床各科疾病的治疗，尤其在一些危急重症的急救中，常有立竿见影的效果。

其五，拔罐疗法中的血罐疗法，是兼有“温通”“强通”两种性质的治疗方法。血罐疗法为针刺后加拔火罐放血的一种治疗方法，多用于躯干及四肢近端。操作时，先局部用酒精棉球消毒，再用三棱针或皮肤针针刺局部使出血，然后再行拔罐，一般留罐10分钟，待罐内吸出一定量的血液后起之。本法适用于病灶范围较大的疾病，如神经性皮炎、丹毒、乳痈、白癜风、痤疮等。

其六，由于封建礼教统治对刺血治疗的压制以及人们对出血的过分担忧，刺血疗法的实际运用已大为减少。长期的临床观察表明：刺血疗法具有适应证广、奏效快、副作用少和操作简便的特点。在操作上不需要特殊设备，简便易学，确实是一种值得进一步推广的疗法。

二、“强通法”的历史沿革

早在石器时代，就产生了放血疗法的萌芽——砭术。早期文献《五十二病方》中就有记载。砭石是最早的针灸用具。1972年，一枚战国时期的砭石被出土，其一端呈卵圆形可以用做按摩，另一端呈三棱形可以刺破皮肤排放脓血。很多资料都证明，砭石最初是用于破开痈肿、排放脓血的。《黄帝内经》描述了放血疗法初步的理论体系，包括针具、方法、治病机理、适应证等。《灵枢·九针十二原》对针具进行了描述“四曰锋针，长一寸六分”；关于具体操作方法，经文中提及的“络刺”“豹文刺”“赞刺”都属放血疗法的范畴；关于放血疗法的机制，《灵枢·小针解》曰：“菀陈则除之者，去血脉也”“泻热出血”。对放血疗法的适应证，该书更是进行了大量的论述。《素问·三部九候论》曰：“经病者治其经，孙络病者治其孙络血……”《灵枢·厥病》曰：“头痛甚，耳前后动脉涌有热，泻出其血。”《灵枢·官针》指出放血疗法可以治疗痈肿等。《灵枢·血络论》还专门论述了放血方面的问题。总之，《黄帝内经》为放血疗法奠定了理论基础。

古代名医扁鹊曾用放血疗法治疗“尸厥”；汉代医学家华佗创造性地把放血疗法用于“红丝疗”。相传华佗在曹操头部针刺出血，治好了曹操的“风眩病”。

晋唐时代，放血疗法有所发展。皇甫谧所著《针灸甲乙经》一书，专门列出了“奇邪血络”一篇。葛洪在《肘后方》中记载：“疗急喉咽舌痛者，随病所左右，以刀锋截手大指后爪中，令出血即愈。”孙思邈用放血疗法治疗腰肿重痛、疔肿等症。王焘的

《外台秘要》则记载了放血拔罐疗法。

宋元时期，放血疗法提高到一个新的水平，取得了突出成就。放血疗法的应用范围更加广泛。宋代楼全善在《医学纲目》中记载："一男子喉痹，于太溪穴刺出黑血半盏而愈。"金元时期，学术争鸣，放血疗法也取得了很大进展。张子和主张"祛邪"，将放血作为发汗方法之一。其《儒门事亲》虽是一部内科专著，其中也突出地提到放血的方法。张子和对某些外科病的治疗，放血量很大，疗效显著。李东垣虽善用温补脾胃之法，对于一些实热证，也常用放血治疗。朱丹溪的《丹溪治法心要》也记载了放血疗法治疗霍乱、喉风等。

明清时期，放血疗法又有所进展。高武在《针灸聚英》中介绍了很多放血疗法的适应证。杨继洲的《针灸大成》则辑录了大量有关放血疗法的文献。明末清初，瘟疫蔓延，医家们将放血疗法用于瘟疫的治疗，取得了成功。

放血疗法历史悠久，随着时代的发展，该法得到了广泛的应用。不仅在中国，在世界上，也被很多国家和地区的人们所接受，甚至曾经成为流行的疗法。古代埃及的医生们经常采用"放血术"治病，中世纪阿拉伯的著作《医典》中也详尽地描述了放血疗法。虽然放血疗法已遍及世界，但中国的放血疗法起源最早，体系最完善，应用最为广泛。

贺普仁教授在20世纪60年代初将放血疗法应用于高血压病、高热、白癜风、风湿性关节炎等，均取得了较好的疗效，对现代放血疗法的研究和应用具有启发作用。

三、"强通法"的治病机理

放血疗法的治病机理可以从经络学说和气血学说两方面分析。

《灵枢·经脉》曰："经脉者，所以能决死生，处百病，调虚实，不可不通。"经络具有由里及表、通达内外、联络肢节的作用，经络联系了人体各脏腑、组织、器官，并将气血运达全身，以保证人体的正常生理活动。如经络不通可致脏腑失和，阴阳失衡，从而引发各种病症。如外邪侵袭，由表入里，通过经络内传脏腑，也可引发病症。《素问·缪刺论》曰："夫邪之客于形也，必先舍于皮毛，留而不去，入舍于孙脉；留而不去，入舍于络脉；留而不去，入舍于经脉；内连五脏，散于肠胃，阴阳俱感，五脏乃伤。"

络脉是经脉分出的斜行支脉，大多分布于体表，从络脉分出的细小络脉为"孙络"，分布于皮肤表面的络脉为"浮络"。别络、孙络、浮络，从大到小网罗全身，具有加强十二经表里两经之间的联系和由体内向体表灌渗气血以濡养全身的作用。《素问·皮部论》曰："百病之始生也，必生于毫毛……邪客于皮则腠理开，开则邪入客于络脉，络脉满者注入经脉，经脉满者入舍于脏腑也。"可见络脉同样也是外邪由皮毛内传脏腑、脏腑之间、脏腑与体表组织之间病变相互影响的途径。

气血是人体脏腑、经络等组织器官进行活动的最主要的物质基础。气为血之帅，可以生血、行血、摄血，而血为气母，二者相互依存，相互制约，相互为用。气血的异常是人体发生病症的重要病机之一。当病邪侵袭人体或脏腑功能失调以致气血瘀滞时，络脉本身也会出现相应的瘀血现象，所谓“病在血络”。放血疗法正是以此理论为指导。针对“病在血络”这一致病机理而直接于络脉施用放血疗法，既可使恶血外出，迅速祛除邪气，又可通过直接刺血而调气，气血调和，则经络通畅，脏腑平衡，从而治愈疾病。

西医学研究发现，放血疗法可以调节人体多个系统，是通过很多途径来治疗疾病的。如放血疗法可改善血管弹性，扩张血管，改进微循环；对神经、肌肉的生理功能有良好的调整作用，并可调动人体免疫功能，激发体内防御功能；还可以退热，并对消化、呼吸、内分泌等各方面均有良性调节功效。

四、“强通法”的功效及适应证

1. 功效 刺血疗法具有解表发汗、清热泻火、解毒、醒脑开窍、活血化瘀、祛腐生新、消肿止痛、安神定志等多种功能，其中最突出的是清热泻火、活血化瘀的作用。由于刺血疗法具有直接祛除瘀血的功效，因此治疗血瘀证，特别是病位较为表浅的血瘀证，刺血疗法可算是最为简捷有效的方法。《黄帝内经》指出，不论什么疾病，治疗的第一步就是要祛除血脉中的瘀血，即《素问·三部九候论》所说的“必先去其血脉而后调之，无问其病，以平为期”。又《千金翼方》曾云：“诸病皆因气血壅滞，不得宣通。”清代名医叶天士曾创“久病入络”的理论，刺血疗法的适应证是十分广泛的，尤其在一些急危重症的急救中，常有立竿见影的效果，对某些顽固性疾病也有意想不到的疗效。

（1）退热 中医学认为，发热主要有两种情况：一为阳盛发热；二为阴虚发热。此外，还有气虚发热。强通法退热主要适用于阳盛发热，因为阳盛则导致血盛。阳盛发热多由外邪引起，放血疗法对外感风热、热毒壅盛、热入营血均有良好的退热作用。

放血可减消血盛，以减轻体内的热邪，从而起到退热作用。人身之气以血为本，同时又随血出入，迫血外出能泄出过盛的阳气，从而改善阳盛的状态，使机体的气血趋于平衡而热自平。至于阴虚、气虚发热，一般不宜使用此法。

（2）止痛 中医学认为，“通则不痛，痛则不通”。凡是伴有疼痛症状的疾病，在其经脉中必有闭塞不通的地方。

“强通法”可以直接迫血外出，疏泄瘀血，畅通经脉，故疼痛可止，即“通则不痛”。临床很多急性病症，如咽喉痛、偏头痛等，应用放血疗法都能收到满意的疗效。

（3）解毒 《千金要方》曰：“若为蜂蛇等毒虫所螫，以针刺螫上，出血……”古人在很久以前就已了解放血疗法的解毒功效。

“强通法”对机体正气不足、功能障碍时毒邪内窜的病症，如毒火攻心的“红丝疔”，以及毒邪浸淫而生的疮疡等有很好的疗效。

放血不仅使侵入机体的毒邪随血排出，更重要的是通过理血调气，使人体功能恢复正常，抑制毒邪的扩展与再生。

（4）泻火 中医学认为，心属“火”，如果心火亢盛，人体就会出现心烦不安、口舌生疮，甚至有发热、神昏谵语等症状。

心主血脉，放血可以直接减轻心火过亢的状态，而达到泻火的目的。中医还认为，肝胆内寄相火，肝藏血，因此放血也能治疗肝胆相火妄动的疾病，如暴发火眼、头晕目眩等症。

（5）止痒　痒症多与风邪有关。“治风先治血，血行风自灭”是治疗风邪的重要原则。放血后，血脉通畅则风邪无所存留，风去则痒止。很多皮肤科疾病常用放血疗法。

（6）消肿　“肿”多由气血滞涩，经络瘀阻而成。“瘀血不去，新血不生”，依据“菀陈则除之”的治疗原则，使用放血疗法直接排出经络中瘀血，以使经络畅通无阻，肿自然可消。

（7）除麻　麻木之症多因气虚乏力，不能帅血达于肌肤所致。麻木以肢端最为常见，使用毫针针刺井穴或十宣穴，放出少量血液，血行则气通，气机得以鼓动而帅血液达于肢端，濡养肌肤而麻木自止。

（8）镇吐　胃气上逆、外邪犯胃、饮食停滞、肝气犯胃等多种原因可造成呕吐，放血能泄热降逆，疏导气机，从而使胃气平，呕吐止。

（9）止泻　肠胃积滞化热和时疫疠气所造成的泄泻最宜放血治疗。放血能泄热解毒，调畅气机，升清降浊而止泻。

（10）救急　放血疗法有启闭醒脑、凉血开窍之效，凡猝倒、昏厥、狂痫等急症，放血为简便有效的救急措施。

《乾坤生间》曾记载：“凡初中风跌倒，暴卒昏沉，痰涎壅滞，不省人事，牙关紧闭，药水不下，急以三棱针刺手指十二井穴，当去恶血。又治一切暴死恶候，不省人事，及绞肠痧，乃起死回生妙诀。”可见古人多用放血疗法进行急救治疗。

2. 适应证　由上可知，放血疗法的作用是十分广泛的，因此适合放血疗法的病症范围极其宽广。据资料统计，放血疗法的适用病种多达150余种，现据贺普仁教授的经验和临床报道，归纳常用放血疗法治疗的病症如下。

（1）内科病症　头痛、眩晕、面瘫、面痛、发热、感冒、中风、呕吐、咳嗽、中暑、泄泻，以及晕厥、抽搐等急症。

（2）骨伤、外科病症　扭伤、筋痹病、肩凝证、项痹病、腰腿痛、筋瘤、痔疾等。

（3）妇科病症　乳痈等。

（4）儿科病症　疳积、夜啼、急惊风等。

（5）皮科病症　丹毒、湿疮、蛇串疮、白疕、瘾疹、青蛇毒、黧黑斑、粉刺等。

（6）五官科病症　针眼、天行赤眼、舌肿、喉痹、鼻衄、口疮、痄腮、牙痛等。

五、“强通法”的操作方法

（一）针具

临床应用放血疗法时依据不同的需要和条件选择不同的针具。

1. 三棱针　尖端呈三棱形，针尖锋利，针体较粗，古称“锋针”。一般用不锈钢制成，分大、中、小三号，是临床放血的主要针具之一。《针灸摘英集》曰：“泻热出血，发泄痼疾宜此。”一般在需要放血量较多时使用。

2. 毫针 放血时一般用 1 寸针，在需要出血量较少时使用。小儿及虚性患者较为适宜。

3. 梅花针 即皮肤针、七星针，由 5 ～ 7 枚不锈钢针集成一束，或如莲蓬形固定在针柄的一端而成，是在古代镵针的基础上演变而成。其适用于浅刺皮肤出血，具有刺激面广、刺激量均匀、使用方便等优点。

4. 火针 在既需火针又要放血时使用。

5. 拔罐 可作为放血时的辅助用具。火罐有竹罐、陶罐、玻璃罐等。拔罐法是以罐为工具，利用燃烧排除罐内空气造成负压，使之吸附于一定部位，使被拔部位充血、瘀血的治疗方法。刺络后拔罐可加强放血治疗的作用。玻璃罐较为常用。目前也有人使用真空罐。

6. 橡皮止血带 四肢、肘窝、腘窝等处放血时常作为辅助工具使用。将此带系在穴位的上端或下端，使静脉怒起，然后刺血而出。

另外，注射针头、小手术刀片等也可作为放血用具。

（二）辨证和取穴

1. 辨证

（1）整体辨证 首先要仔细观察患者的神色形态、体质状态、神气盛衰以确定治疗方案，放血的部位、深浅、出血量的多少因具体情况而异。张景岳注解《素问》时指出：“适肥瘦出血者，谓瘦者浅之，少出血；肥者深之，多出血也。”《素问・调经论》曰：“神有余则泻其小络之血，出血勿之深斥，无中其大经，神气乃平。神不足者，视其虚络，按而致之，刺而利之，无出其血，无泄其气，以通其经，神气乃平。”

其次，当详辨虚实寒热。辨证为实证、热证者，放血疗法最宜。《类经图翼》曰：“凡肾与膀胱实而腰痛者，刺出血妙；虚则不宜刺，慎之。”但虚证、寒证并非放血疗法的绝对禁忌。《灵枢・癫狂》曰：“短气、息短不属……去血络也。”此处所列的症状当属虚证。也有人认为出血可以养血。临床中，辨证为虚证、寒证时，选择放血疗法应谨慎，即使确实需要放血，也应手法轻，浅刺，以少量出血为宜。

最后，应知疾病的标本缓急。“急则治其标”，如昏迷、惊厥、高热等危急之症，先放血以醒脑开窍、泻热启闭，然后再根据不同病因具体治疗。不仅如此，放血疗法还可以防止病邪入里，阻断疾病的发展。《素问・离合真邪论》指出：“此邪新客，溶溶未有定处也，推之则前，行之则止……刺出其血，其病立已。”

（2）局部辨证 放血疗法直接作用于血络，血络不仅是治疗部位，也可作为诊断依据之一。通过观察脉络的形态以及血色，可辨明疾病的寒热属性以及病邪的深浅进退。《灵枢・经脉》曰：“凡诊络脉，脉色青则寒且痛，赤则有热。胃中寒，手鱼之络多青矣，胃中有热，鱼际络赤；其暴黑者，留旧痹也：其有赤、有黑、有青者，寒热气也；其青短者，少气也。”《痧胀玉衡》曰：“发晕之时，气血不流，放之亦无紫黑毒血流出，即有些许，亦不能多，略见紫黑血点而已，此痧毒入深，大凶之兆也。”一般说来，放血即出，色鲜红，质正常，表示病邪轻浅；血出较缓，色暗红，质黏稠，则邪盛；若放血则迅速涌出，色黑紫，质黏稠，当属血热毒盛或瘀血阻络；若出血慢，血量少，质稀薄，多属正气不足。察血络只能是协助手段之一，辨证仍需从四诊入手，整体出发，全面分析。

2. 取穴

（1）取穴原则　放血疗法的穴位选择也符合常规针灸处方的组成规律，即近部取穴、远部取穴和随证取穴。

①近部取穴：每一个腧穴都能治疗所在部位局部和邻近部位的病症。如《素问·刺疟》载："骺酸痛甚，按之不可，名曰胕髓病，以镵针针绝骨出血，立已。"绝骨即为近部取穴。

②远部取穴：在病痛较远的部位取穴，可取所病脏腑本经腧穴，也可取表里经或相关经脉中的腧穴。如《灵枢·五邪》曰："邪在肾……腹胀腰痛，大便难，肩背颈项痛，时眩，取之涌泉、昆仑，视有血者尽取之。"

③随证取穴：亦即辨证取穴。如外感发热，可取大椎、合谷、曲池放血退热；昏迷可取人中、十宣等放血醒神。

以上取穴三法，既可单独使用，也可配合使用。

（2）取穴特点　放血疗法除以上取穴原则外，还具有以下特点。

①按腧穴取穴：首先，放血疗法选用特定穴较多，因井、荥、输、经、合、原、络、俞、募及八脉交会穴等特定穴具有特殊的治疗作用，故常作为首选。如"病在脏者，取之井"。《针灸大成》记载："凡初中风跌倒，卒暴昏沉，痰涎壅滞，不省人事，牙关紧闭，药水不下，急以三棱针刺手指十二井穴，当去恶血，又治一切暴死恶候，不省人事及绞肠痧，乃起死回生妙诀。"

其次，放血疗法选用奇穴也较多。奇穴具有一定的穴名和明确的位置，但未列入十四经系统。这些奇穴对某些病证具有特殊的治疗作用，如耳尖、太阳放血治疗红眼病，四神聪放血治疗高血压等。

最后，放血疗法还经常选用经验穴。如耳背放血治疗头痛、头晕；身柱、大椎放血治疗疟疾。

②按部位取穴：

取反应点：某些疾病的发生发展过程中，在经络循行的通路上或在某些穴位上，会有压痛，或类似丘疹样改变，这些就是反应点，有些反应点不明显，但经摩擦后可显示。丘疹样点可呈褐色、粉红色、灰白色、棕褐色，也可表现为结节或突起，或出现斑痕，这是体内脏腑之气在皮部的反应。因为十二皮部是十二经脉之气表现于体表的部位，也是络脉之气散布的所在。故在反应点放血可以调节经脉之气，治疗脏腑病变。《针灸聚英》记载："偷针眼，视其背上有细红点如疮，以针刺破即差。"易呈现反应点的疾病很多，如痔疮反应在腰骶部或"八髎"、痤疮反应在背部、急性腰扭伤反应在上唇系带等。

取血管显露处：如头面、舌下、腘窝都为静脉显露之处，或穴位周围静脉比较明显处。发生病变时，静脉的形态、颜色均可能发生变化，在该处放血易于出血，奏效快捷。《灵枢·厥病》曰:“厥头痛，头脉痛，……视头动脉反盛者，刺尽去血。”《医林改错》曰:“瘟毒流行……用针刺其胳膊肘里弯处血管，流紫黑血，毒随血出而愈。”

取病灶局部:《疮疡全书》中记载了治疗丹毒的方法“三棱针刺毒上二三十针”，即直接在病灶处放血。疮疡、急性扭挫伤及多种皮肤病都适合用此法治疗。

（三）消毒

放血时因针具直接刺入血管，故治疗前必须严格消毒。另因三棱针的针体粗大，针孔不易闭合，如果针后不严格消毒，不注意局部洁净，也容易引起感染。儿童患者，因其刺血后不注意卫生，要叮嘱家长给予监护。

（四）刺法

1. 速刺法 即点刺法。先在针刺部位揉捏推按，使其充血；然后右手持针迅速刺入皮下 0.5 ～ 1 分，立即出针，挤压针孔周围，使血液流出数滴即可；最后以消毒干棉球按压针孔。此法用于井穴、十宣穴及耳尖等末梢部位。面部穴位放血也多用速刺法，如印堂等皮肉浅薄部位可提捏进针，即左手拇食指将针刺部位的皮肤捏起，右手持针，从捏起的上端刺入，点刺即可。

2. 缓刺法 适用于浅表静脉放血，如尺泽、委中等所在的肘窝、腘窝部位。操作时用橡皮止血带系在所刺部位的上端或下端，施术者右手拇食中三指持三棱针或其他针具，对准穴位或静脉鼓起处，徐徐刺入 0.5 ～ 1 分深，然后将针缓缓退出，血即随针流出，停止放血时，将橡皮止血带解开，用消毒干棉球按压针孔，血即可自止。

3. 挑刺法 适用于胸部、腹部、背部、头面部穴位及肌肉浅薄的部位，如很多疾病发生时会在身体的不同部位显示出类似丘疹的反应点，挑刺这些反应点，即可治疗疾病。施术者左手按压施术部位的两侧，或捏起皮肤，使皮肤固定，右手持三棱针或其他针具，将表皮挑破，使血或黏液流出，最后进行无菌消毒。

4. 散刺法 用三棱针在病灶周围上下左右点刺数针或几十针，然后用手轻轻挤压局部，使之出血。此法多用于痈肿、痹证及皮肤病等。

5. 叩刺法 此法常用于梅花针。将针具和皮肤消毒后，针尖对准叩刺部位，使用手腕之力，使针尖垂直叩打在皮肤上，并立即提起，反复进行。根据不同情况分别选用弱、中、强三种刺激强度，可使局部微量出血。神经性皮炎、顽癣等皮肤病，神经性疼痛及皮肤麻木等症均宜用此法。

6. 针罐法 多用于躯干及四肢近端等肌肉丰厚处，是一种针刺后加拔火罐的治疗方法。消毒后，先用三棱针或皮肤针针刺局部，然后在局部拔罐，5 ～ 10 分钟后，待罐内吸出一定的血液时起之。丹毒、扭伤、乳痈、白癜风、痤疮等疾病可采用此法。

7. 火针法 是一种火针和放血结合的疗法，具有双重功效。将火针烧热后刺入一定的部位，使血液流出。此法多用于治疗下肢静脉炎、下肢静脉曲张、血管瘤、疔毒等病症。

放血后如发现血色暗红，不予特殊压迫止血，其瘀血流尽，血色逐渐转为鲜红时出血自止；如放血后即发现血色鲜红，一般情况下，穴位点刺出血 3 ～ 5 滴即可，予以压迫止血。

（五）出血量

临床上必须根据十二经气血的多少及其运行的情况来决定是否刺血及刺血量的多少。太阳、阳明、厥阴等多血之经，宜刺血，出血量可大一些；相反，少血之经的病变，如少阳、少阴等经脉，则不宜刺血或只可少量出血。《灵枢·九针十二原》指出："审视血脉者，刺之无殆。"穴位点刺出血时，出血 3 ～ 5 滴即可，若在静脉处放血，血色由深变浅或由黑变红即可停止放血。

关于刺血疗法出血量的多少，颇值得重视。《黄帝内经》屡次提到放血要放到"血变为止"。《医学源流论》曰："凡血络有邪者，必尽去之，若血射出而黑，必会变色，见赤为止，否则病必不除而反为害。"显然这样的出血量不只是几滴。楼全善治喉痹，刺太溪出黑血半盏；陈自明《外科精要》治背疽，砭赤处，出血碗许，背重顿去；攻下派张从正刺血以升、以斗记。而今人刺血多以滴计，其疗效可想而知。正如徐大椿所言："古人刺法取血甚多，如头痛腰痛，大泻其血；今人偶尔出血，惶恐失据，病何由除……"

目前临床上运用大出血量的刺血疗法还有一定的困难，这主要是人们以为血液生成极难，丢失一滴都觉可惜，大量出血更是惶恐不安。殊不知人体的血液在不断地新陈代谢，以红细胞来说，每天有新的红细胞在骨髓中生成，同时每天有衰老的红细胞在血管中被破坏。少量出血不仅没有什么害处，反而能刺激骨髓的造血功能以及整个人体的新陈代谢。"祛瘀才能生新。"一般正常成人的平均血量为 4500mL，健康成人一次失血量不超过全身血量的 10%，对机体没有什么明显损害，一次失血量超过全身血量的 20%（约 900mL），才导致机体活动功能障碍。以此观之，古人放血碗许并非虚夸之辞，目前放血较多者，一般不超过 100mL，因此对出血量问题不必顾虑重重，而是应该根据病情的需要来决定放血量。

六、"强通法"的注意事项和禁忌

（一）注意事项

1. 取穴准确 取穴准确与否，直接影响疗效。不应因采用放血疗法就忽略取穴的重要性。在取反应点时，应除外毛囊炎、色素斑等。

2. 消毒严格 操作时因针具直接刺入血管内，又因三棱针及火针等针具相对粗大，针孔不易闭合，所以针前针后操作部位都应严格消毒，预防感染。消毒针刺部位时应注意方向，从其中心向四周环形擦拭。施术者的手指也应用 75% 酒精擦拭，操作时应尽量避免手指直接接触针体，如必须接触时，可采用酒精干棉球做间隔物，以保持针身无菌。放血后，如针孔较细小，针刺部位较少，可分别用消毒干棉球擦拭即可；如针刺部位密集，针孔较粗大，皮肤无其他破损，应用 75% 酒精涂擦消毒，最后再以干棉球按压。随着现代针具的发展，提倡使用一次性采血针或放血针具，并将使用后的针具妥善处理，避免交叉感染。

3. 针具锋利 操作前应仔细检查针具，针尖、针刃锋利方可使用。皮肤针针尖必须平齐、无钩，针柄与针头联结处必须牢固，以防叩刺时滑动。若针具锈蚀、弯曲应弃之不用。若针尖不正、有钩、过钝时，都会给患者造成不必要的痛苦，影响治疗效果。

4. 刺法娴熟 进针要快，持针要稳。操作时，应将全身力量贯注手臂，运于手腕，到达针尖，然后再针。应注意对指力和手法的锻炼，可在纸垫上练针，熟练掌握后，才能做到心中有数，运用自如。

（二）禁忌

放血疗法属于强通法，对实证、热证有很好的疗效，但也有一些严格的禁忌。贺普仁教授认为临床上应注意四方面，即患者、手法、部位和穴位。治疗中如不慎重考虑病情的需要及穴位是否妥当，妄施放血，不仅徒增患者痛苦，而且容易贻误病情，甚至关系到患者的安危，故不可忽视。

1. 患者禁忌 阴血亏虚的患者应慎用此法，如重度贫血、低血压、自发性出血倾向或扭伤后血不易止者等都不宜选用。大汗及水肿严重者亦禁用。孕妇及有习惯性流产患者，也不可贸然放血。大劳、大饥、大渴、大醉、大怒者，应使其在休息、进食或情绪稳定后再予治疗，以免发生意外。《灵枢・血络论》曰："脉气盛而血虚者，刺之则脱气，脱气则仆。"《灵枢・始终》指出："大惊大恐，必定其气乃刺之；乘车来者，卧而休之，如食顷乃刺之；出行来者，坐而休之，如行十里顷乃刺之。"不仅毫针刺法如此，放血尤应注意。

2. 手法禁忌 针刺手法不宜过重，针刺深度应适宜，禁忌针刺过深，以免穿透血管壁，造成血液内溢，给患者增加痛苦。

3. 部位禁忌 在邻近重要内脏的部位，切忌深刺。《素问・刺禁论》曰："脏有要害，不可不察。"如胸、胁、腰、背、项部等处，应注意进针角度和深度，否则可造成生命危险。因动脉和大静脉不易止血，故应禁止放血。大血管附近的穴位也应谨慎操作，防止误伤血管。《素问・刺禁论》载："刺臂太阴脉，出血多立死""刺郄中大脉，令人仆脱色。"如果不慎刺中动脉，应立即用消毒干棉球按压针孔，压迫止血。

4. 穴位禁忌 古人认为 20 多个穴位禁针，放血时也应慎用或禁忌使用，如脑户、囟会、神庭、玉枕、络却、承灵、颅息、角孙、承泣、神道、灵台、水分、神阙、会阴、横骨、膻中、气冲、箕门、承筋、手五里、三阳络、青灵等穴。另外，云门、鸠尾、上关、肩井、血海等穴位不可深刺。孕妇的合谷、三阴交、石门、昆仑、至阴等穴，以及下腹部、腰骶部的穴位应禁刺，以防万一。

以上都是前人从实践中总结出来的经验教训，应予以重视。

第三篇 针灸三通法临床应用

第五章 内科疾病

第一节 中风

中风又称卒中，是在气血亏虚的基础上，遇劳倦内伤、忧思恼怒、嗜食厚味、烟酒等诱因，进而引起脏腑阴阳失调，气血逆乱，直冲犯脑，脑脉闭阻或血溢脉外所致。临床上以突然昏仆、半身不遂、口舌㖞斜、言语謇涩或不语、偏身麻木为主症，并具有起病急、变化快，如风邪善行数变的特点，好发于中老年人。

中风相当于西医学的脑梗死、脑出血等疾病。

【病因病机】

多种原因导致脏腑经络功能失调，阴阳逆乱，气血不畅，均可发生中风。如体型肥胖，嗜食肥甘，痰湿内生，郁而化热；脾胃虚弱，化生乏源，气血不足，瘀血阻络；或因房事不节，劳累过度，肾阴不足，肝亢化风，遇忧思、恼怒等发病。

【治疗】

1. 治则 通经活络，调和气血。

2. 取穴

（1）中脏腑

闭证：四神聪（放血，仅限于急性期）、曲池、合谷、足三里、阳陵泉、太冲、中脘、天枢、丰隆。

脱证：隔盐灸神阙、气海、关元。

（2）中经络

风火上扰证：百会（用三棱针放血，仅限于急性期）、四神聪、曲池、合谷、太冲。

风痰阻络证：金津、玉液、曲泽、委中（三棱针放血，仅限于急性期）、四神聪、中脘、曲池、天枢、合谷、丰隆、太冲。

痰热腑实证：百会、曲池、合谷、中脘、天枢、丰隆、公孙、太冲。

阴虚风动证：百会、风池、合谷、三阴交、太溪、太冲。

气虚血瘀证：百会、气海、曲池、合谷、阳陵泉、足三里、太冲。

（3）对症配穴

①神志昏蒙、嗜睡甚至昏迷：血压正常者针刺人中；血压高者十二井放血、十宣放血交替使用。

躁扰、失眠、乱语：本神。

失语：通里、照海、哑门。

②头面五官

眩晕：急性期四神聪放血，血压高者灸神庭。

头痛：合谷、太冲。

目失灵动、视物成双：臂臑。

饮水反呛、吞咽困难：天突、内关。

牙关紧闭：下关、地仓、颊车。

舌强语謇或伸舌㖞斜：金津、玉液放血。

舌体萎缩或蜷缩：风府、风池、哑门。

流涎：丝竹空。

③肢体

上肢不遂：条口。

下肢不遂：环跳。

足内收：绝骨、丘墟。

强直性痉挛：火针点刺局部。

抖颤难自止：少海、条口、合谷、太冲。

麻木：十二井放血。

④二便

大便秘结：支沟、丰隆、天枢。

小便癃闭：关元、气海。

大、小便自遗：灸神阙。

3. 操作

急性期：百会、四神聪、金津、玉液、十宣、十二井放血均采用三棱针速刺法；曲泽、委中采用三棱针缓刺法；余穴用毫针刺，取患侧为主，平补平泻。

恢复期、后遗症期：诸穴以细火针点刺，之后毫针留针治疗。穴取患侧为主，平补平泻。

【贺普仁经验解析】

“贺氏针灸三通法”可应用于中风的各个阶段。

急性期之实证以气血上逆、痰火内闭、瘀血阻闭等为表现，危、急、重是其病症特点，根据贺氏针灸三通法理论，必须用局部放血疗法以治血调气。此期应用放血疗法的目的主要是针对其病机，用强通法以清热泻火、止痛、镇吐、急症解救，同时配合微通法以畅气机、行气血。

清热泻火：心属火，心阳过亢则出现心烦不安，甚至神昏谵语，心主血脉，放血可以直接减轻心阳过盛的病理状态；肝藏血，放血亦可治疗肝火妄动之病证。根据以上思路，针对急性期因颅压增高、高血压等因素出现的神昏、烦躁，甚至昏迷，伴息粗、脉实、舌红、苔厚者，给予三棱针放血。“气有余便是火”，阳气盛必然导致血热，而放血可消减血热，减轻脉中的热邪，因而退热。“气为血之帅，血为气之母”，人身之气以血为本，同时又随血出入，放血能泻过盛的阳气，从而改善阳盛的状态，使机体气血趋于平衡，热而自平。如对高血压患者用三棱针速刺四神聪，刺入 1 ～ 2 分，挤出血液数滴。四神聪位于头顶部，《圣惠方》云：“理头风目眩，狂乱风痫。”《类经图翼》云：“主治中风，风痫。”

止痛：中医学认为，“通则不痛，痛则不通”。伴有疼痛的病症，其经脉中必有闭塞不通的地方，强通法直接迫血外出，疏泄瘀滞，畅通经脉，故疼痛可止。针对急性期因颅压增高、高血压等因素出现的头痛可给予三棱针放血疗法。

消肿：肿大多由气滞血涩、脉络瘀阻造成，放血能直接排出局部经脉中“菀陈”的气血和病邪，以促使经脉畅通无阻，达到消肿的目的。

镇吐：恶心呕吐多属于胃热或肝气横逆犯胃，放血能泄热平肝降逆，故针对急性期因颅压增高、高血压等因素出现的呕吐可给予三棱针放血疗法。

急症解救：放血疗法可通过泄热凉血、启闭开窍、醒神清脑的作用急救卒中昏厥不省人事的患者，是有效的急救手段。

恢复期以血瘀、痰凝、气机不畅致经脉失养为主，主要用微通法以通调经脉，并根据需要配以温通之火针疗法；后遗症期多气虚血瘀、脉络痹阻而致肢体废而不举或拘挛不伸，主要用火针疗法温通经脉、行气活血、柔筋止挛。

第二节　眩晕

眩晕，通常称为头晕眼花，指头目昏眩，视物旋转或感头重脚轻，或感天旋地转，或如坐舟车之状。严重者不能站立，甚则仆倒。眩晕一症，古代又称为“头眩”“风眩”等，既为中医病名，也是临床症状，既可单独存在，亦可与他症共同出现。

眩晕多见于西医学的脑血管病、高血压病、贫血、耳源性眩晕、颈椎病等疾病中。

【病因病机】

眩晕多与心、肝、脾、肾有关，其证或虚或实或虚实夹杂，以虚证为多。心藏神，脾统血，若劳心太过耗伤气血以及大病过后气血失充，血脉不荣头目而致头目眩晕；肾藏精生髓，若房劳过度，肾精亏耗，或年老肾气不足则肾阴不营清窍而致头晕；若因恼怒不解，气郁化火，损伤肝阳而致风动于上；或久病伤阴，水不涵木而致肝阳上亢；或饮食不节，嗜食肥甘，脾失健运，水谷精微运化失常，湿聚于内而生痰，痰浊中阻，清阳不升、浊阴不降而致头晕。

【治疗】

1. 治则 依据辨证、辨病之不同，酌情采用补益气血、益肾添精、平肝潜阳、健脾化痰及活血通络等治法。

2. 取穴

主穴：百会、四神聪、神庭、足三里、三阴交。

配穴：气血两虚加气海；肝肾阴亏加肝俞、肾俞、太溪；风阳上扰加阳陵泉、太冲；痰浊上蒙加内关、丰隆。

3. 操作 依据辨证、辨病之不同，实证百会、四神聪、神庭采用放血疗法，余穴毫针泻法；虚证神庭可用悬灸法，余穴毫针用补法。

【贺普仁经验解析】

贺普仁教授认为，眩晕一症，在临床上既不能单独用脏腑气血理论去认识，也不能单纯地用经络腧穴理论去理解，要用完整的中医理论进行全面认识，将脏腑理论、气血理论、经络腧穴理论整体而有机地联系起来，进行细致的辨病诊断和辨证论治，才能提高疗效。

百会、四神聪可充养脑髓，清理头目；神庭是贺普仁教授治疗眩晕的经验用穴；足三里健脾理气，调理中焦，既可补气养血，又可祛痰化浊；三阴交是足三阴经之交会穴，可平肝息风、健脾化痰、滋补肝肾。本组穴体现了脏腑经络气血理论的综合应用，既治疗眩晕病症，又消除致病原因。

第三节　头痛

头痛是指头部经脉绌急或失养，清窍不利所引起的以头部疼痛为特征的一种病症。本病相当于西医学的原发性头痛。

【病因病机】

中医学认为，本病可由风邪、积热、痰湿和体质虚弱等原因所导致。风为阳邪，易犯巅顶，随经入脑，阻留于上，与正气相搏，则发为头痛；或胃中积热，肝胆火炽，随经逆上，阻滞经气而发病；或肾气亏损，阴血虚耗，肝阳上亢，清空被扰而作痛；亦有因痰湿内阻，脾失运化，或劳倦伤中，致清阳之气不能上举，而导致头痛。

【治疗】

1. 治则　通经活络止痛。

外感头痛：疏风散寒，疏风清热或祛风胜湿。

内伤头痛：平肝潜阳，燥湿化痰或滋阴补肾。

2. 取穴

（1）外感头痛

主穴：太阳穴放血。

配穴：风寒证加风池；风热证加大椎；风湿证加丰隆。

（2）内伤头痛

主穴：四神聪放血。

配穴：肝阳上亢加合谷、太冲；痰湿中阻加中脘；肾精虚损加肾俞。

后头痛（太阳头痛）：至阴。

前额痛（阳明头痛）：中脘。

偏头痛（少阳头痛）：丝竹空透率谷、合谷、列缺、足临泣，配用内迎香、风池、曲池、绝骨等穴。

颠顶痛（厥阴头痛）：四神聪、合谷、太冲。

3. 操作

（1）太阳穴、四神聪、丝竹空、内迎香可酌情采用放血疗法。

（2）火针疗法：细火针快速点刺阿是穴（痛点）。点刺头部痛点注意速度宜快，避免烧燃头发。

（3）余穴采用毫针刺，实证用泻法，虚证用补法。

【贺普仁经验解析】

贺普仁教授认为，头痛的证型很多，应根据患者头痛的性质、部位、舌脉等综合表象加以认识，进行辨证论治，选用三通法中不同的治疗方法。由于经络循行方向、部位与头部有十分密切的关系，故治疗头痛应首先从经络的角度去理解。头者，诸阳之会，故首选六阳经循经取穴，如后头痛多用至阴穴，前额痛多用中脘、内庭穴，偏头痛取手足少阳经足临泣等。头痛日久必由经络不通导致内脏病变，临床需审证认辨。

第四节　面瘫

面瘫以口眼㖞斜为主要症状，发病急速，为单纯的一侧面颊筋肉弛缓，无半身不遂及神志不清等症状，又称口㖞、口眼㖞斜。

本病相当于西医学的周围性面神经麻痹。

【病因病机】

本病多因汗出受风，劳累后面部着凉，以致外寒之邪乘虚而入，客于面部阳明经脉，气血运行异常而出现口眼㖞斜。外感风寒不解，入里化热而出现阳明郁热也是常见病机之一，此为实证。尚有素体气血亏虚，邪气乘虚而入导致阳明失畅，经络受阻，亦可发为此病。

【治疗】

1. 治则 散风活络，调和气血。

2. 取穴 风池、阳白、瞳子髎、鱼腰、颊车、地仓、四白、颧髎、巨髎、下关、合谷、足三里、太冲。

3. 操作 急性期面部穴位宜浅刺，留针 10 ～ 15 分钟，或不留针。3 个月以上的顽固性面瘫，可用细火针快速点刺，不留针，再行毫针刺法，小幅度捻转，平补平泻。

【贺普仁经验解析】

面瘫是针灸治疗的临床常见病症之一，可发生于各个年龄组和不同性别。面瘫以早治为好，绝大多数患者都能获得满意疗效。但也有部分病例因误治、失治、病重等原因而效果不佳，致病情加重或成面肌痉挛、面肌倒错等顽固症状。贺普仁教授认为越早治越好，要注意调整周身的气血。体壮者多用合谷，体弱者多用合谷、足三里。人体气血充盈，经脉通畅是治疗本病的基础。在早期，疾病处在发展亢奋阶段，要因势利导，不可强拒。治疗时面部用穴要相对少，刺法要轻，刺入要浅。待病情稳定后（3 天至 1 周），正气充盛，邪气不亢时才以疏通面部阳明为主。按病情之寒热虚实施以不同手法。热证面部肌肉松弛、苔黄，宜采用放血、拔罐及毫针泻法；寒证面部拘紧滞涩，宜用毫针先泻后补，可配用灸法。

若面瘫已形成后遗症，面部肌肉痉挛或面肌倒错等，宜用火针刺之。

第五节　面痛

面痛是三叉神经分布区内反复出现的阵发性短暂的剧烈疼痛，无感觉缺损等神经功能障碍，病理检查亦无异常。

本病相当于西医学的三叉神经痛。

【病因病机】

风寒之邪袭于阳明经脉，因寒性收引，使筋脉凝滞，血气痹阻，遂致面痛；或因风热毒邪，浸淫面部，影响经脉气血运行而致面痛。《张氏医通》云：“面痛……不能开口言语，手触之即痛，此是阳明经络受风毒，传入经络，血凝滞而不行。”本病亦可为肝郁化火所致，此类患者多性情急躁。肝胆郁火灼伤胃腑亦可导致本病。

【治疗】

1. 治则　疏通经络，活血止痛。

2. 取穴

主穴：合谷、内庭、二间、大迎。

配穴：风寒夹痰阻滞经络者加风池；风热夹痰阻滞经络者加曲池；肝郁化火、肝火上逆者加行间。

3. 操作　毫针刺，泻法或平补平泻。大迎放血，面部扳机点可用细火针点刺局部或毫针缪刺。

【贺普仁经验解析】

面痛从病因病机来看，多为风邪夹寒或夹热上攻于阳明所致：从经络循行看，颜面为手足阳明经循行所过。手阳明“从缺盆上颈贯颊，入下齿中”；足阳明“起于鼻，交頞中，旁约太阳之脉，下循鼻外，入上齿中，还出夹口环唇”。临床以取阳明经脉为主，选用阳明经荥火穴二间、内庭以清热泻火，通利阳明。热象明显者，大迎放血。大迎为足阳明胃经穴位，有祛风止痛、消肿活络之效，《胜玉歌》说：“牙腮疼紧大迎全。”还可选择天枢等穴，以调理阳明。如有风寒拘紧之象，可在面部阿是穴以细火针点刺。如面部扳机点明显，痛不可触者，可取颜面痛处的相应健侧，以毫针刺，即缪刺法，配合辨证取穴，也可取得满意疗效。

由于本病发作急骤，疼痛剧烈，病势较重，治疗需综合应用针灸三通法，以毫针微通为基础。对于继发性三叉神经痛，须查明原因，采取适当措施。

第六节　面瞤

面瞤又称“筋惕肉瞤”“目瞤”，多自眼轮匝肌开始，逐渐向下半部面肌扩展，尤以口角抽搐最明显。每次抽搐持续数秒至数分钟，可因精神紧张、疲劳、面部自主运动而加重，睡眠时消失。

本病相当于西医学的面肌痉挛。

【病因病机】

该病的发生与风寒之邪客于少阳、阳明，其邪留滞而经气运行不畅、筋脉收引而致面部肌肉拘挛瞤动；或素体脾胃虚弱，以及因病致虚，脾胃受纳功能失常，津液气血之源不足，气血亏虚，肌肉失养而发；或因年老久病体弱，肾精不足，阴液亏耗，水不涵木，阴虚阳亢，风阳上扰而发。

中医学认为，面肌痉挛、跳动、颤动仅是程度不同，而在病因病机、临床辨证方面均有共同的认识。其病因多与精神情绪的变化有关，女性多于男性。另外，脑力工作者用脑过度，精神紧张亦为好发原因之一。在脏腑往往与肝有关，肝气郁滞不畅必然导致肝血亏耗，阴血不足，不能荣于颜面而致风生。本病亦可因口眼㖞斜或风痰眩晕日久不愈导致久病气虚，风痰相搏阻于阳明经脉，产生痉挛抽动。

【治疗】

1. 治则 调理气血，通经活络。

2. 取穴

主穴：局部阿是穴。

配穴：地仓、丝竹空、风池、合谷、太冲、足三里、三阴交。

3. 操作 面部用细火针速刺。余穴毫针刺法，平补平泻。

【贺普仁经验解析】

本病常与经脉循行有关，“头为诸阳之会”。多条阳经循行于面，尤以阳明、少阳更为重要，阳明经多气多血，少阳经多气少血，均与人体气血有着明确显著的关系。正是由于经脉性质与循行部位的重要性，贺普仁教授认为，虽然本病产生的病因病机及病势发展有所不同，但其实质都是面部经脉滞涩不畅、气血不行，局部肌肉失于荣养而致。大量的临床资料证明，本病症状仅以局部为主，不论病之轻重、性别年龄，患者全身症状很少。基于此局部治疗尤显重要。

治疗本病非火针莫属，用一般的药物及针灸方法很难奏效。疗效的产生与火针的功效特点分不开。正如《针灸聚英》所云：“火针亦行气，火针惟假火力，无补泻虚实之害。”因此，尽管对本病的认识有气血虚实之分，就火针治疗而言，尽可应用，不必拘泥。所刺部位首选痉挛跳动局部阿是穴，次选面部疼痛压痛点及面部腧穴。每次针3～6穴，不可用太多腧穴，隔日治疗1次。

有些患者尚伴有其他症状或病因不同，可酌情使用相应腧穴，配以毫针治疗。风寒重者多用风池；肝郁气滞者多用合谷、太冲；气血不足者加中脘、足三里，同时予适当补泻手法。另外，要嘱患者注意休息，鼓励患者建立信心，遵守疗程。

大部分患者经第一次火针治疗后，自觉面肌舒适轻松，2～3次抽搐开始减轻。个别精神紧张、畏惧火针者第一次治疗后可能抽搐加剧，但坚持2～3次后就开始好转。通过对接受火针治疗的面肌痉挛患者的临床疗效分析可以看出，病程愈短、痉挛范围越小，临床疗效越佳；而痉挛时间较长、范围较广，临床疗效则较差。病程在3年以内者控制率高，而病程在3年以上者控制率低。

有人认为，局部取穴会增加对局部的刺激，可诱发痉挛发作，使病情加重。我们通过临床观察发现，只要方法得当，选取局部穴可优于其他穴位，只要深浅适宜，刺激量得当，并不会加重局部痉挛，反而有止痉的作用。面部应选用细火针，速刺即出，以免留下瘢痕。很多患者随面肌痉挛的减轻，舌、脉有所改善，原来舌质紫暗、淡暗、暗红者都不同程度地转为红舌、淡红舌。除了对患者进行临床症状和体征的观察外，我们还对其中的部分患者做了治疗前后的甲皱微循环和红外热像图检查，发现治疗后患者的微循环有明显改善，表现为血色变红、血流速度加快、血流态好转等，红外热像图反映出治疗后患者患侧面部温度升高。

第七节 颤证

颤证是因脑髓失充，筋脉肢体失控而发生的以头部或肢体摇动、颤抖为主要临床表现的一类病症。

本病可见于西医学的老年性震颤、帕金森病等疾病中。

【病因病机】

本病多因年老肝肾亏虚，气血不足，筋脉失荣所致。《素问·至真要大论》云："诸风掉眩，皆属于肝。"凡风、颤之症均与肝有关。肝以阴血为主，赖肾阴充濡，谓之肝肾同源。肾阴不足，肝失濡养，为根本病因。阴血不足，虚风扰动，筋脉失荣，而发颤动。肝阴不足，失于疏泄，或横逆犯脾，中焦不运，湿痰内生，经络受阻，亦可发病。

【治疗】

1. 治则 滋阴补肾，养血祛风。

2. 取穴 气海、中脘、关元、列缺、听宫等。

3. 操作 均以毫针刺法，施以补法。

【贺普仁经验解析】

贺普仁教授认为，震颤麻痹发病的几个特殊性构成了认识本病、治疗本病的特点。首先发病的年龄及性别多为老年男性，症状表现为不随意运动增多和随意运动减少，形成肌肉运动不协调。《素问·上古天真论》云："六八阳气衰竭于上，面焦，发鬓颁白；七八肝气衰，筋不能动，天癸竭，精少，肾脏衰，形体皆极；八八则齿发去。"说明男性至老年，肾脏衰竭，天癸将尽，肾精亏耗不能荣养肝阴而致肝气衰，筋不能动而出现不随意运动增多，如头摇、唇颤、舌抖，肢动等。天癸将尽，脑髓不足，气血亏虚，肝阴不荣经脉，而出现随意运动减少，如面具脸、写字过小症、慌张步态等。另"阳气者，精则养神，柔则养筋"，阳气不足，不能荣养筋脉，也出现筋惕肉瞤等症，不随意运动增多与随意动作减少，均由天癸将尽及阳气虚衰而致，只是临床表现不一样，故调补先天为重要的一部分。

贺普仁教授认为治疗本病不同于治疗一般的风证。治疗一般风证多从肝入手以养血荣筋息风，而震颤麻痹虽然与肝、血有关，但在治疗上以补调正气肾精为主，兼以养血祛风之法。就病机变化而言，阴精气血不足必致经络不畅或瘀滞不通。因此在临床上需将肾亏、血虚、阳虚、经络不畅综合考虑，相互参照，认真辨证，选择适当的治疗方案，或以补益为主，或以通经活络为主，其法并非一成不变。

听宫属手太阳穴，相续足太阳，太阳主筋，太阳经气通达，周身经脉得以充润；选用气海、中脘、关元行补法，可以调补正气、益肾充精；列缺属手太阴络穴，可疏调经脉。

第八节　痫病

痫病，又名“羊痫风”，是因气机逆乱，元神失控而致精神恍惚，甚则突然仆倒，昏不知人，口吐涎沫，两目上视，四肢抽搐，或口中怪叫，移时苏醒，一如常人的一类病症。

本病相当于西医学的癫痫。

【病因病机】

先天因素，如先天肝肾不足，气机逆乱，神不守舍，则发为痫病。积痰郁火可成为发病原因。痰由脾失健运，聚湿而生，火由五志过极或房劳过度而成，火邪煎熬津液亦可酿生热痰，且可触动内伏痰浊，使痰随火升，阻蔽心包，引发痫病；痰热亦可迷塞心窍，扰乱神明，引发痫病。本病可因突然感受大惊大恐，惊则气乱，气血运行不畅，心神失养而发；或因外伤，瘀血阻络，心神失和，脏腑失调而发。

【治疗】

1. 治则

实证：息风定痫，宁心化痰。

虚证：补益心脾，化痰镇静。

2. 取穴

实证：大椎、腰奇、四神聪。

虚证：大椎、腰奇、中脘、足三里、肝俞、心俞、肾俞。

3. 操作　用三棱针挑刺大椎、腰奇若干次，使其出血各 1 ～ 2 滴，然后拔火罐，留罐 10 ～ 15 分钟，使其出血少许。患者俯卧，医者用梅花针叩刺第 1 颈椎至第 4 骶椎的脊柱及两侧，由上而下，叩刺以皮肤红润或微出血为度，一周 2 ～ 3 次。毫针刺大椎，针尖向下平刺，腰奇针尖向上平刺，均刺入 3.5 寸。

【贺普仁经验解析】

痫病首见于《内经》，历代均有论述，其病症与西医学的癫痫相同。就其产生的原因而言，多与风、火、痰、虚有关；就症状发作的程度与形式来讲，分为大发作和小发作；就病在经络而言，多与督脉、任脉、太阳、少阴有关。

在临床辨证中，痫病的辨证多种多样，应用针灸方法治疗本病与服用药物治疗有所不同，对本病的认识也略有不同。贺普仁教授把痫病从根本上分为虚实两大类。实证者，体质强，患病时间短，以大发作为主，病因以痰、火、风为论。治疗以大椎、腰奇、四神聪为主穴，施用泻法；神志不清伴有抽搐者加用人中，予强刺激法；经常发作者加用合谷、太冲，予中等刺激量。虚证者，体质较弱，患病时间较长，以小发作为主，病因多以气血两虚，肝肾阴亏为论。治疗以大椎、腰奇为主穴；气血两虚症状明显者，多加用中脘、足三里；肝肾阴虚症状明显者，多加用肝俞、心俞、肾俞，均用轻刺激量。若中土不运，痰浊内生者可加用中脘、丰隆。小发作仅以吸吮、口角抽动、瞤目等面部症状为主症者，多加用阳明局部腧穴如颊车、地仓等。上述各类病症久治不愈，发作次数频繁者，可加用长强，虚则补之，实则泻之。治疗癫痫病，应首选大椎、腰奇。此二穴合用具有镇静安神、醒脑开窍、蠲痰定志之作用。无论虚实均可作为治疗癫痫的基本方穴。使用此二穴时，强调治疗成年人时需用 4 寸毫针，先针大椎后针腰奇，施以沿皮对刺，具体操作方法前面已述。偏于实证者应以泻法操作，偏于虚证者应以补法操作。酌情给予相应的刺激量，大椎为督脉穴，位于督脉上部，是诸阳之会，具有通阳通脑的功效。腰奇位于督脉下部，为经外奇穴，位于尾骨尖上 2 寸。二穴合用，可使督脉经气通畅，气血调和。

四神聪位于颠顶之上，属经外奇穴，具有清热镇惊之功效，与大椎、腰奇合用增强清热、通经、镇惊、安神的作用，多用于痫病及某些意识障碍疾病中。

第九节 痿病

痿病是以肢体筋脉弛缓、痿软无力，甚则肌肉萎缩或瘫痪为主要表现的一种病症。

本病多见于西医学周围神经病变、脊髓病变、肌萎缩侧索硬化、周期性麻痹等疾病中。

【病因病机】

温热外袭，津液耗伤，肺热叶焦，筋脉失养，湿热内蕴，浸淫阳明，宗筋弛缓；脾胃久虚，气血不足，肝肾受损，精血亏耗，以及久病于内，经脉阻滞，以上诸多原因均会导致肢体筋脉肌肉失养，发为痿病。

【治疗】

1. 治则 润肺健脾，通调阳明，荣养筋脉。

2. 取穴 足阳明经穴、督脉穴、中脘、气海、阿是穴（肌肉萎缩部位）。

3. 操作 上述穴位先火针速刺，后毫针刺，平补平泻。

【贺普仁经验解析】

本病多属虚证，或虚实夹杂。足阳明经脉为多气多血之经，与脾胃后天之本相关。因此有“治痿独取阳明”之说。临床多选用足阳明胃经腧穴行火针温通法，可令气血充盛，瘀滞得除，经脉得以运行而“主润宗筋，宗筋主束骨而利机关也”。贺普仁教授认为痿病的治疗多选用任脉、督脉和足阳明经穴以养阴壮阳、荣养气血、扶正固本，火针温通使气血流畅，经脉通利，加强扶正之力。贺普仁教授继承了“金针王乐亭”的“治痿独取督脉”的思想，督脉腧穴以王乐亭的“督脉十三针”为主。中脘、气海、天枢又称“腹四针”，可健脾和胃、荣养气血。

痿病一般病程较长，治疗不易见效，可备选上述经脉的几组穴位，轮流应用，并配合肢体功能锻炼。

第十节 不寐

不寐是以经常不能获得正常睡眠，或入睡困难，或睡眠不深，或睡眠时间不足，严重者甚至彻夜不寐为特征的病症。

本病相当于西医学的睡眠障碍。

【病因病机】

本病的发生常与饮食不节、情志失常、劳逸失调、病后体虚等因素有关。基本病机是心神失养或心神被扰，心神不宁，或阴跷、阳跷脉功能失衡，阳盛阴衰，阴阳失交。

【治疗】

1. 治则 调和阴阳，安神利眠。

2. 取穴

主穴：百会、神门、三阴交。

配穴：心脾两虚加心俞、脾俞；阴虚火旺加心俞、肾俞、大陵、太溪；肝阳上亢加肝俞、太冲；胃腑失和加足三里、内关、中脘；心胆气虚加心俞、阳陵泉。

3. 操作 以毫针刺，实证用泻法，虚证用补法。

【贺普仁经验解析】

贺普仁教授认为不寐病位在心，故取心经原穴神门，不寐又与肝、脾、肾有密切关系，故取足三阴经交会穴三阴交，再配以百会镇静安神以达宁心安神的目的；取心俞、脾俞以补益心脾，心俞、肾俞还可交通心肾；大陵、太溪分别为心包经、肾经原穴；肝俞、太冲滋阴潜阳；足三里、内关、中脘消食安中；取胆之合穴阳陵泉以补胆气，诸穴配合应用，可使脏腑调和，心神得养，睡眠得安。

第十一节 尪痹

尪痹是风寒湿邪客于关节，气血痹阻，以小关节疼痛、肿胀、晨僵为特点的病症。

尪痹相当于西医学的类风湿关节炎。

【病因病机】

凡气候变化无常，或久居潮湿，涉水冒雨，风寒湿邪侵入筋肉骨节均可导致本病；亦可因正气不足，不御外邪而得之。《素问·痹论》云："所谓痹者，各以其时重感于风寒湿之气也。"风寒湿邪为本病的主要病因，据感受风、寒、湿邪之不同，又分为"行痹”“痛痹”“着痹”等，书中云：“风气胜者为行痹，寒气胜者为痛痹，湿气胜者为着痹。”

【治疗】

1. 治则　疏风行血，散寒通络，通关利节。

2. 取穴　风府、中脘、肩髃、曲池、外关、合谷、鹤顶、阳陵泉、阴陵泉、阿是穴等。

3. 操作　均用毫针刺法，平补平泻。必要时加用灸法或火针温通。

【贺普仁经验解析】

关节痛可由多种原因引起，为针灸临床常见病症。治疗各种关节痛首先要认清气血之关系，气为血帅，血为气母，此为气血生理联系，而气行则血行、气滞则血滞则为病机变化，由此而产生“通则不痛”“以通为顺”的治疗大法。

大凡痹证，或正虚或邪实，皆由外邪入侵，经脉气血不通而致，其中“风为百病之长”“寒为痛因之先”，说明了风寒之邪在痹证中的地位。由于上述之认识，产生了疏风行血、散寒通络的治疗法则。由于本病虚实并存，以经脉气血瘀滞不行为著，故非毫针微通所及，必用火针行温通之法方可取效。

风府为督脉穴，可鼓舞阳气，散风祛邪；中脘为胃之募穴，可鼓舞正气，气血旺盛以利祛邪，中气充盛，气血得畅，通则痛止。火针选用局部及邻近腧穴行温通经脉之法，以行气活血、通经活络。

附一：大偻（强直性脊柱炎）

强直性脊柱炎是一种主要侵犯脊柱，并可不同程度地累及骶髂关节和周围关节的慢性进行性炎性疾病。其常见于 16 ～ 40 岁的青壮年，以男性多见。本病起病比较隐袭，进展缓慢。

【病因病机】

《素问·生气通天论》云：“阳气者，精则养神，柔则养筋，开阖不得，寒气从之，乃生大偻。”督脉为人身阳气之海，督一身之阳；腰为肾府，肾与足太阳相表里，所以肾督两虚，寒邪最易入侵，寒邪入侵肾督，阳气不得开阖，寒气从之，乃生大偻。可见肾督阳虚是本病的内因，寒邪入侵是其外因，内外合邪，阳气不化，寒邪内盛，影响筋骨的荣养，而致脊柱伛偻，乃形成大偻。

【治疗】

1. 治则　调补督肾，通经活络。

2. 取穴　风府、大椎、陶道、身柱、神道、至阳、筋缩、脊中、悬枢、命门、腰阳关、长强、后溪、悬钟、阿是穴等。

3. 操作 先用火针点刺上述穴位，再用毫针刺，施以补法。

【贺普仁经验解析】

督脉总督人体一身之阳，主气机。阳主动，督脉为病主要为经脉气血不利，“脊强反折，腰背强痛，不得俯仰”，故贺普仁教授认为，阳气不足，督脉气血不利是本病的根本原因。针刺督脉穴可强健腰脊、补督益肾；悬钟为髓会，肾主骨生髓，针刺此穴可益肾壮骨；督脉之别络自脑下项，与手足太阳会于第1胸椎下两旁，故通于手太阳小肠经；后溪可补益督脉之气，且后溪是手太阳小肠经输穴，“输主体重节痛”，故可治疗腰腿疼痛。通过针刺以上穴位，可补肾强督、调畅气机、行气活血，从而达到治疗疾病的目的。

附二：麻木（股外侧皮神经炎）

本病的主要症状是大腿外侧感觉异常，如蚁走感、烧灼感或麻木针刺感等，或者局部感觉过敏、感觉缺失或疼痛，无肌萎缩和无力等运动系统受累症状。

【病因病机】

本病多为素体不足，气血亏虚，脉道不充，营卫不固，腠理空虚，经脉皮部失于营养所致。其本为气血虚弱者居多，亦可因久病气虚，中焦不运，痰湿阻络，经脉不行，肌肤不荣而致。若久病不愈，虽其本为虚，但日久气血行涩必成瘀滞，形成血瘀络阻之证。

【治疗】

1. 治则 行气活血，疏通皮部。

2. 取穴 局部阿是穴、血海、风市，虚证明显者加用中脘、足三里。

3. 操作 局部阿是穴用火针点刺，或用锋针点刺出血拔罐。毫针取血海、风市。虚证明显者加用中脘、足三里以毫针刺法，予轻刺激量捻转补法。

【贺普仁经验解析】

股外侧皮神经炎仅为麻木症之一，多发生于中老年，以男性居多。虽然本病发生的原因很多，但以气血虚弱为本。病因与气血两虚、经脉失畅，致腠理不荣、皮部失养有关，加之年老阳气亏耗，中土虚弱以致气血生化之源不足则更易发病。气血亏虚，脉道不充，则经络气滞，阻滞于阳明、少阳，则产生股外侧麻木。日久不愈或气虚血滞则伴发疼痛不移。

本病的病因以虚为本，瘀滞为标。贺普仁教授认为治疗本病需标本同治，而首先要以“通”为主。若瘀滞消除，则气血易于生新通利。因此，临床常用强通、温通法则治疗，微通仅是辅助治疗。在具体治疗过程中，患者整体情况好，或病症无明显虚实变化时，多以火针速刺局部，以麻木部位为主，依病变部位大小，一般用数针至十余针，不可再多。如果瘀滞明显，局部有疼痛或触压有压痛点，则应以痛点为主。

第十二节 胃痞

胃痞是由于中焦气机阻滞，升降失常，以胸腹痞闷胀满不舒为主症的病症。一般触之无形，按之柔软，压之不痛。

本病相当于西医学的功能性消化不良。

【病因病机】

本病的致病原因有饮食不化、情志失调、脾胃虚弱等。但病机关键在于脾胃功能障碍致中焦气机阻滞，升降失常，从而发生痞满。

【治疗】

1. 治则 健脾和胃，调理中焦气机。

2. 取穴

主穴：中脘、天枢、足三里、内关。

配穴：实证加期门、阳陵泉；虚证可加脾俞、胃俞。

3. 操作 毫针刺，平补平泻；虚证可加用火针点刺。

【贺普仁经验解析】

胃痞病是由于中焦气机阻滞、升降失常所致，故治疗上应以健脾和胃、调理中焦气机为治则。中脘为胃之募穴、腑之所会，可健运脾胃、调理气机；足三里为胃之下合穴，“合治内腑”，可疏调胃腑气机，主治足阳明经及脾胃之病；手厥阴与阴维脉相通而共主心胸腹之病，内关为本经之络穴，通于阴维，善理气宽胸、止呕降逆，是治疗呕吐的主穴；天枢位于腹部，可通调腑气。诸穴合用，可健脾和胃，调理中焦气机。

第十三节 胃痛

上腹胃脘部近歧骨处的疼痛称为胃痛。

本病相当于西医学的慢性胃炎。

【病因病机】

本病的发生与肝、脾、胃关系密切。肝主疏泄条达，脾主运化升清，胃主腐熟水谷，三者调和则无胃痛之患。外感寒邪，内客于胃，或饮食不节，胃失和降；情志不畅，肝木横逆犯胃，可致实性胃痛；饥饱失常，劳倦过度，或久病脾胃受伤，脾阳不振，中焦虚寒，或胃阴受损，失其濡养，则发为虚性胃痛。

【治疗】

1. 治则 散寒导滞，疏肝健脾。

2. 取穴 内关、足三里。

3. 操作 以毫针刺，实证用泻法，虚证用补法。

【贺普仁经验解析】

虽然引起胃脘痛的原因很多，病机变化也很多，究其共同点均为经脉气血瘀滞，运行不畅所致。许多胃脘痛与厥阴肝木联系密切。肝主疏泄，喜条达，若肝之疏泄功能失调，经脉不畅，则必发胃脘疼痛。

因此，本病的治疗以通其经脉、调其血气为主要指导思想，体现了“以通为顺”的学术思想。经过多年的临床筛选，贺普仁教授将内关、足三里作为首选腧穴，治疗胃脘痛往往取效。内关为手厥阴心包之络穴，络于少阳三焦，少阳为气机之枢纽，气机通利，可助胃气下降、脾气上升，而达到疏调脾胃气机、通经活络、和胃止痛之效。足三里为足阳明之合穴，合主逆气而泄，施用适当手法可通调经气、和胃止痛，二穴合用具有疏通经脉、通调气机、运行气血、和胃止痛、降逆止呕等功效。

“急则治标”，待痛止后据病之寒热虚实、体质强弱之不同，选用不同的治疗原则和方法继续调治，进而治愈疾病。

第十四节　胃下垂

本病多见于体弱及瘦长体型的女性。患者饮食之后即感胃脘胀满不适、嗳气，多伴有恶心等症。站立及运动之后症状加剧，纳食欠佳。

【病因病机】

本病多由禀赋不足，脾胃虚弱，中阳素虚，后天失养所致；也可因思虑劳累，饮食不慎，日久气血不足，中气下陷所致。

【治疗】

1. 治则 补中益气，健脾和胃，升提中气。

2. 取穴 中脘、内关、足三里、脾俞、胃俞、肾俞。

3. 操作 脾俞、胃俞、肾俞以中粗火针行速刺法，不留针，余穴毫针刺，补法。

【贺普仁经验解析】

胃下垂多属中医腹胀、嗳气范畴。脾胃虚弱，中气不足为主要病因。升阳举陷，鼓舞中气为治疗大法。本病病程较长，病情顽固，采用一般方法多难取效。故选用火针疗法以温通经脉、升阳举陷，临床常可奏效。

中脘为胃之募穴，募穴为经气汇聚之穴，又为腑会，为腑之经气集聚之穴，故中脘为主穴可使经气充盛、胃气得以鼓动，胃气盛则可行升提之功而使其复位。配以内关、足三里，以宽胸理气，消胀止呕，消食导滞，通利肠腑。脾俞、胃俞、肾俞为背俞穴，是经气转输之穴，取脾俞、胃俞可使经气通畅，内腑调和，中气得充。胃下垂为中气不足，中阳不振，取肾俞以温通少阴之气，以火补土而使中阳得温，阳气充盛，脾气充足而使内陷之腑得以提托升举。此三穴取穴精练，穴义明了，意味深长，又加火针以温通，更为穴法相融，足见医者匠心所在。

由于此类患者病程较长，中州为虚，体质多弱，每次治疗不宜针刺过多。

第十五节　便秘

便秘是指粪便在肠内滞留过久，秘结不通，排便周期延长，或周期不长，但粪质干结，排出艰难，或粪质不硬，虽有便意，但便而不畅的病症。

便秘可见于西医学的功能性便秘，药物性便秘，内分泌及代谢性疾病、直肠及肛门疾病所致的便秘等疾病中。

【病因病机】

便秘的病因有胃肠积热、气机郁滞、气血阴津亏虚、阴寒凝滞；病机为大肠传导失司；病位在大肠，与肺、脾、肾相关。肺与大肠相表里，肺热肺燥，肺失宣降，热移于大肠，致大肠传导失常；脾主运化，司水谷精微的吸收转输，脾病则气血乏源，转输不利，糟粕内停而致便秘；肾司二便，主开阖，寓元阴元阳，肾虚则阴亏肠燥，或阳衰寒凝，传导失常而形成便秘。

【治疗】

1. 治则　调理肠胃，行滞通便。

2. 取穴

主穴：支沟、丰隆。

配穴：热秘加内庭、天枢；气秘加中脘、太冲；虚秘加足三里；冷秘加关元。

3. 操作　毫针刺，热秘、气秘用泻法；虚秘用补法；冷秘可加用灸法或火针点刺。

【贺普仁经验解析】

便秘依其发病特点可分为虚实两类。实秘用泻法，以清热润肠、疏肝理气；虚秘用补法，以补益气血、润肠通便；冷秘加灸或火针以温下焦通便。

丰隆为足阳明胃经络穴，《备急千金要方》认为“丰隆主大小便涩难”，此穴可推动腑气下行，支沟为手少阳之经穴，可宣通三焦气机，二穴共用以通调腑气；内庭、天枢可清热导滞；中脘、太冲可疏肝行气；足三里补益气血而润肠；灸或火针点刺关元可温通下焦，肠道温煦则便自通。

第十六节　泄泻

泄泻是以大便次数增多、便质稀溏或完谷不化，甚至泻出如水样为临床特征的一种脾胃肠病症。泄与泻在病情上有一定区别，大便溏薄者为泄，大便如水注者为泻，近代多泄、泻并称，统称为泄泻。

本病可见于西医学的急慢性肠炎、功能性腹泻、肠结核、肠易激综合征、吸收不良综合征等多种疾病，当这些疾病出现泄泻的表现时，均可参考本节辨证论治。应注意的是，本病与西医腹泻的含义不完全相同。

【病因病机】

泄泻的病因有外感、内伤之分。外感之中湿邪最为重要，外来湿邪，最易困阻脾土，致脾失健运，升降失调，水谷不化，清浊不分，混杂而下，形成泄泻。其他诸多外邪只有与湿邪相兼，方能致泻。内伤当中脾虚最为关键，脾虚健运失职，清气不升，清浊不分，自可成泻；其他诸如寒、热、湿、食等内、外之邪，以及肝肾等脏腑所致的泄泻，都只有在伤脾的基础上，导致脾失健运时才能引起泄泻。本病的基本病机是脾虚湿盛致使脾失健运，大小肠传化失常，升降失调，清浊不分。

【治疗】

1. 治则　运脾祛湿。

虚证以健脾利湿，温中和胃；实证以升清降浊，调和胃肠。

2. 取穴

主穴：中脘、天枢、长强。

配穴：外感寒湿加灸神阙；外感湿热加曲池、内庭；饮食所伤加合谷、内庭；脾胃虚弱加脾俞、胃俞；肝郁乘脾加肝俞、脾俞、太冲；肾阳不足加肾俞、命门、太溪。

3. 操作

毫针：腹部穴位直刺 1 ～ 1.5 寸，背俞穴向内斜刺 0.5 ～ 0.8 寸，四肢穴位直刺 1 寸，手足穴位直刺 0.5 寸。实证用泻法，虚证用补法。

火针：中脘、天枢、长强亦可用火针速刺法点刺。

【贺普仁经验解析】

贺普仁教授认为腹泻可由肝、脾、肠、胃、肾的病变所致。就经络来讲，可与足阳明、手阳明、足太阴、足少阴、足厥阴等经脉有关；就性质来讲，可有寒热虚实之分等。治疗应根据临床的特点抓住主要矛盾：第一是根据病变部位首先抓住胃肠与肾（下焦）的关系；第二要抓住与上述病变部位有关的几条经脉，如阳明、少阴等；第三是抓住病之虚实变化。与此同时酌情选用针灸三通法的不同刺法，并注意尽可能少用腧穴。

第十七节 淋证

淋证多因肾虚，膀胱湿热，气化失司，水道不利所致，是以小便频急、淋沥不尽、尿道涩痛，小腹拘急、痛引腰腹为主要临床表现的病症。

本病相当于西医学的尿路感染。

【病因病机】

素体阳盛，复因过食肥甘酒醇，以致湿热生于内，注于下焦，积于膀胱。湿热积于膀胱可使膀胱气化失司，水道不通，发为淋证。尿道不畅则气血易于失和，故本病多为气淋、血淋之证。初起为实，久治不愈多虚。

【治疗】

1. 治则 清热利湿，通利膀胱，调和气血。

2. 取穴 关元、中极、水道、三阴交、大赫、天枢。

3. 操作 以毫针刺法，施用泻法。关元、中极针感以传至会阴部为好。

【贺普仁经验解析】

泌尿系感染属中医气淋、血淋范围，为五淋之一。临床辨证多为实证，以湿热结于膀胱者为多，多见于女性。

本病针灸疗效较好，取穴以腹部腧穴为主，如中极、大赫、关元、水道、天枢等。关元、中极为任脉之穴，居于小腹，与膀胱相邻。关元为小肠募穴，中极为膀胱募穴，具有疏利膀胱之作用。水道、天枢为阳明之穴，可疏导气机，通利水道，促进排尿。另选脾经之三阴交以调和气血，运化水湿。

要求尽量每日针治1次，必要时治疗2次，并要有良好针感，施用泻法，以取得较大的刺激量为好。嘱咐患者多饮水，忌食辛辣。

附一：慢性前列腺炎

本病属中医学“淋证”范畴，以排尿次数增多、尿道灼热或刺痒隐痛为主要表现，可伴排尿困难、尿潴留，后尿道、肛门、会阴区坠胀不适，常伴有性功能异常。

【病因病机】

本病多因湿热积于下焦，经久不除，致使膀胱气化不行、水道不通。湿热久积，气血失和，肾气耗损以致阴液不足，小便行涩不利。久之不愈，过累过劳则易于复发，实为下焦开阖不利所致。

【治疗】

1. 治则 补益肝肾，通利膀胱，行气活血。

2. 取穴 中封、蠡沟、列缺、关元、大赫、肾俞等。

3. 操作 均以毫针刺法，施用补法。

【贺普仁经验解析】

慢性前列腺炎属中医淋证之“劳淋”“膏淋”范畴，多由急性前列腺炎治疗不当而致。由于久病不愈，必将导致身体抵抗力下降，每逢劳累、寒凉、外感时则易复发。尿液多呈混浊状，称为“白浊”。

本病多由下元亏虚，经脉气血郁滞不通所致，故应以补益下焦、通经活络、调畅气血为大法。

由于足厥阴经脉循行是“循股阴，入毛中，过阴器，抵小腹”，其病候所主为“狐病”“遗溺”“闭癃”等，均以少腹、前阴疾患为主，因此，治疗慢性前列腺炎多选用厥阴经腧穴。

中封为足厥阴之经穴，善主泌尿系、生殖系之症，是通达厥阴之气血的常用腧穴。蠡沟为足厥阴之络穴，别走少阳，可通利三焦，具有疏调气机、化气行滞之功效。二穴合用可疏调经脉气血，通淋化滞。此二穴是贺普仁教授治疗前阴、泌尿系统等疾病的常用腧穴。列缺为手太阴之络穴，是八脉交会穴之一。手太阴肺经病候所主为“小便数而欠”“溺色变”。针刺列缺可使肺气通畅，津液得以疏布调畅，三焦通利，而使尿意频频、尿痛之症消失，尿液充足，尿道通利，则白浊可消，尿液清澈。同时列缺通于任脉，任脉“起于中极之下，以上毛际，循腹里，上关元”，针列缺可使任脉通畅，少腹及骶部疼痛消失。

附二：泌尿系结石

泌尿系结石是指尿液中晶体、胶体产生沉淀，并与尿中脱落的细胞、细菌及各种无机盐混合而成的石性物质，大者可呈石块状，小者呈泥沙状，可分为肾结石、输尿管结石、膀胱结石、尿道结石等。肾、输尿管结石以 20 ～ 50 岁的男性多发，膀胱及尿道结石则多见于老年人和 10 岁以下的儿童。本病属于中医学“淋证”中的“石淋”“砂淋”范畴。

【病因病机】

结石的形成以气虚为主，与肝、脾、肾三脏关系较为密切。

肝喜条达，主疏泄，内伤七情，肝郁气滞，升降失司，三焦气化不利，水液代谢失调，可致尿中杂质逐渐凝结成石。脾主运化，脾失健运则寒湿内生，寒湿郁久化热，结于下焦，尿液受湿热煎熬，形成砂石。肾主水，司二便，肾气不足，津亏液耗，温煦无力，开阖失司，以致形成结石。肝、脾、肾三脏往往相互影响而发生本病。

【治疗】

1. 治则　条达气机，通利水道。

2. 取穴

主穴：中封、蠡沟。

配穴：天枢、水泉、关元、三阴交、水道等。

3. 操作　用毫针刺法，施用龙虎交战手法，先补后泻。

【贺普仁经验解析】

本病痛在腰部及少腹，牵引小腹。从经脉循行来看，肝经过阴器，抵小腹，任脉起于下极之俞，肾、脾、胃经行于腹部，因此常取这些经脉的穴位治疗。

主穴中封、蠡沟都是足厥阴肝经穴位，有疏肝利气、通结止痛利尿的作用；配穴天枢、水道是多气多血的足阳明胃经腧穴；天枢穴为大肠之募穴，有疏调肠腑、理气消滞的作用；水道穴主治小腹胀痛、痛引阴中，有通利水道之功；关元穴是任脉穴位，为小肠的募穴，足三阴、任脉之交会穴，可补益肾气；三阴交为足太阴之腧穴，与足厥阴和足少阴经交会，可健脾补肾、调气利水；水泉穴为足少阴肾经郄穴，有扶正祛邪、疏窍利水之功。诸穴配伍，共同达到补脾肾、通利水道、散结止痛之目的。在治疗过程当中，主穴必用，配穴可酌情选取，每次根据辨证选择一两个。有实验表明，针刺这些腧穴可以解除泌尿系平滑肌痉挛，使之扩张，从而缓解疼痛，排出结石。

治疗本病应采用“龙虎交战”手法，先补阳数9次，后泻阴数6次，使之得气，感应强烈但不伤正气。此法针欲泻而先补，犹如欲跃而先退，作用优于平补平泻，临床常用于镇痛，效果明显。若在疼痛发作时行此法治疗，可立即止痛，运用于本病还可以提高结石的排出率。

针灸排石有一定的选择范围，一般结石在1cm之内较易成功；若结石较大、位置较高，或并发严重感染者，则应考虑外科治疗，不可单纯依赖针灸，以免延误病情。治疗前均嘱患者大量饮水，治疗后用小筛网滤尿结石。

第十八节　癃闭

癃闭是以排尿困难、少腹胀痛，甚至小便闭塞不通为主症的疾病。小便不畅，病势较缓为“癃”；欲解不得，病势较急为“闭”。

本病相当于西医学的尿潴留。

【病因病机】

本病病位在膀胱，但与水道通畅、三焦气化有密切的关系。其病因病机较为复杂，情志不畅，七情所伤，肺热伤津，致水道受阻，或中焦湿热，或中焦虚弱，升运水化不利，或肾阳不足，致使膀胱气化无权等均可形成癃闭。由于房劳过度，肾气受损，气化不利，或由于外伤，经脉受阻亦可形成癃闭。

【治疗】

1. 治则 清热利水，行瘀散结，补肾温阳。

2. 取穴 气海、关元、水道、大赫、阴陵泉。

3. 操作 腹部穴位应斜刺或平刺，进针深度 0.5 ～ 1 寸，用补法。

【贺普仁经验解析】

癃闭是指排尿困难，甚则小便闭塞不通的一种常见急症。其中以小便闭塞，点滴不通最为急重。早在帛书《阴阳十一脉灸经》中就提到了癃闭证，《灵枢·热病》还主张用刺血法治疗，说：“癃，取之阴跷及三毛上及血络出血。”《金匮要略》记载，刺泻劳宫及关元，可治疗妇人伤胎之“小便不利”。晋代的《脉经》采用针泻横骨、关元的方法治疗“小便难”。

本病针灸治疗效果较好，取穴以腹部腧穴为主。气海、关元、水道、大赫居于小腹，与膀胱相邻，具有疏利膀胱之作用；配合脾经腧穴阴陵泉以运化水湿。以上诸穴，共同起疏导气机、通利水道，促进排尿之作用。

第十九节 遗精

遗精是指不因性生活而精液频繁遗泄为临床特征的病症。有梦而遗精者，称为梦遗；无梦而遗精，甚至清醒时精液自出者，称为滑精。

西医学的神经衰弱、前列腺炎、精囊炎等引起的遗精，可参考本节辨证论治。

【病因病机】

本病多由于房事不节，先天不足，用心过度，思欲不遂，饮食不节，湿热侵袭等所致。遗精的病位主要在肾，并与心、脾、肝密切相关。《素问·六节藏象论》说：“肾者主蛰，封藏之本，精之处也。”《景岳全书·遗精》指出：“精之藏制虽在肾，而精之主宰则在心，故精之蓄泄无非听命于心。”病机主要是君相火旺，扰动精室；湿热痰火下注，扰动精室；劳伤心脾，气不摄精；肾精亏虚，精关不固。

【治疗】

1. 治则 养心益肾，固摄精关。

2. 取穴

主穴：环跳。

配穴：梦遗加心俞、肾俞；滑精加志室、太溪。

3. 操作

（1）环跳穴：毫针刺入 3.5 寸左右，针尖朝向外生殖器方向，使针感向小腹或阴茎部放射。

（2）余穴毫针刺，实证用泻法，虚证用补法。

【贺普仁经验解析】

贺普仁教授认为梦遗有多种辨证，但临床针灸治疗仍以交通心肾为大法。故其常用心俞、肾俞交通心肾两脏，使心肾相交，水火既济，安神益肾，临床往往取效。滑泄较梦遗为重，往往滑泄不禁，不分昼夜，遇色动念则易精出。其病多为肾气不足，阳气衰败，病情较为严重，治疗原则需先止住滑泄，然后慢慢调理正气，方能根除病患。故其大法为急则治标、缓则治本，且守方而治，灸重于针。需要注意，针环跳一穴其针感要窜至小腹，最好至会阴或前阴，效果才好；针环跳而滑泄止仅为治标之效，有效后需改用灸法以治其本。若环跳久用易伤正气，反而不利于疾病痊愈。

第二十节　阳痿

阳痿是指男子未到性功能衰退年龄而出现性生活中阴茎不能勃起或勃起不坚，从而影响性生活的病症。

阳痿常见于西医学的男子性功能障碍及某些慢性虚弱性疾病中。

【病因病机】

阳痿又称阴痿，肾主前后二阴，主生殖。肾脏不足，命门火衰，宗筋不得荣养则阴茎不举。色欲过度、房事不节或先天肾气不足或复犯房事之禁等均可引起。阳气不足，命门火衰引起阳痿最为多见，故《景岳全书》云：“凡男子阳痿不起，多由命门火衰……火衰者十居七八，而火盛者仅有之耳。”

劳心过度，暗耗心脾，气血不足以致肾气亏虚亦为常见原因。

除此以外，惊恐伤肾、过食肥甘厚味、嗜饮醇酒浓茶、湿热内生亦为致病之因。

上述众因均可导致经脉不通，气血失荣宗筋，常与足少阴肾经、任脉等经脉有关。

【治疗】

1. 治则　补益肾气，疏调宗筋。

2. 取穴

主穴：关元、大赫、三阴交。

配穴：湿热下注加曲骨、阴陵泉；肾阳不足加命门、中极、环跳；心脾亏虚配心俞、脾俞、足三里；惊恐伤肾加志室、胆俞。失眠多梦加内关、神门、心俞；食欲不振加中脘、足三里；腰膝酸软加命门、阳陵泉。

3. 操作　毫针刺入 1.5 寸，补法。针刺关元针尖略向下斜刺，使针感向前阴放散。针刺环跳，以针感向少腹或阴茎放散为度。

【贺普仁经验解析】

阳痿多发生于青壮年，是男科最常见症状，是针灸治疗效果较好的病种之一。

本病的发生多与心、脾、肾三脏有关，尤以命门火衰者居多，其次是劳伤心脾、气血不足者。本病虚证居多，实证偏少。

治疗本病要结合脏腑气血学说，从经络腧穴角度综合认识。

《素问·痿论》云："思想无穷，所愿不得，意淫于外，入房太甚，宗筋弛纵，发为筋痿。"《黄帝内经素问集注》云："前阴者，宗筋之所聚……入房太甚则宗筋弛纵，是以发为阴痿。"以上说明阴茎属宗筋，本病与筋有明确关系。在治疗中既要考虑心、脾、肾，也要考虑经络中的足少阴、任脉、足少阳、足厥阴等经脉。

贺普仁教授认为，本病虽以虚证为多、实证为少，但治疗上并不能完全将虚实截然分开，这是针灸治疗的特点。无论发病原因如何，或虚或实，发病之病机总为气血瘀滞于内，肾阳不足，宗筋不荣，因此，通调少阴、任脉等经脉则为常规大法。腧穴多选用大赫、中极、关元等，并据气血虚实酌情选用三阴交、内关、环跳等腧穴。

关元可添精补阴、温阳通脉，治疗中强调针感要窜至会阴或阴茎。大赫、中极为局部用穴，辅助关元增强效力。三阴交可养阴血，鼓舞后天脾胃，气血得充，五脏得以调养。内关、环跳枢转阴阳之气，调和诸脉，使宗筋得养。

第六章 妇科疾病

第一节 痛经

痛经是指妇女在经期或经期前后发生周期性小腹疼痛或痛引腰骶，甚至剧痛难忍，或伴有恶心呕吐的病症。本病以青年女性为多见。

西医学中，痛经可分为原发性痛经和继发性痛经两类。原发性痛经见于月经初潮或初潮后不久，多见于未婚、未孕妇女，往往生育后痛经缓解或消失；继发性痛经多见于子宫内膜异位症、子宫腺肌病、急慢性盆腔炎、子宫颈口狭窄及阻塞等。

【病因病机】

本病多因经期受寒饮冷、坐卧湿地，或内伤七情，以致肝郁气滞，冲任受阻，或禀赋虚弱，气血不足，胞络失养而发病。

【治疗】

1. 治则 经前理气，经期活血，经后补虚。

2. 取穴 关元、三阴交、中封。

3. 操作 毫针刺，实证用泻法，虚证用补法。关元配合施以艾盒灸。

【贺普仁经验解析】

痛经为妇科最常见病症之一，给患者带来很大痛苦，甚至影响生活与工作。中医学认为，本病是由于气血失调，气机不畅，血行受阻而引起疼痛，不通则痛。其治疗以通调冲任之脉、和血活血为主。贺普仁教授治疗本病以任脉、冲脉及脾胃肝经穴为主，亦取膀胱经背俞穴，取穴依病情轻重，证型所属，用穴或多或少，或灸或针。

关元为治疗妇科疾病的要穴，适应证广，《针灸大成》记载的“妇人带下，月经不通，绝嗣不生，胞门闭塞，胎漏下血，产后恶露不止”“积冷虚乏，脐下绞痛”“寒气入腹痛”等均可治疗。痛经时灸关元可以散寒暖宫，调和冲任，温经止痛。三阴交也是妇科要穴，《针灸大成》记载其治疗“漏血不止，月水不止，妊娠胎动，横生，产后恶露不行，出血过多，血崩晕，不省人事……”《医宗金鉴》中三阴交治疗“月经不调”。痛经的发生与肝关系密切，肝气郁滞，则血行不畅。肝经“过阴器，抵小腹”，中封为足厥阴肝经之经穴，可疏肝理气，常用于治疗少腹痛，治疗痛经也有很好效果。

每次行经均出现痛经的患者应于行经前即开始治疗，每天 1 次，直至行经后为止。针灸对原发性痛经有很好疗效，不仅止痛，还能改善全身症状，使内分泌系统得到调整。治疗的同时应注意经期卫生。

第二节　癥瘕

妇人下腹结块，或胀，或痛，或满，或异常出血者，称为癥瘕。癥者有形可征，固定不移，痛有定处；瘕者假聚成形，聚散无常，推之可移，痛无定处。一般癥属血病、瘕属气病，但临床常难以划分，故并称癥瘕。

癥瘕可见于西医学的子宫肌瘤、卵巢囊肿、盆腔炎性包块、子宫内膜异位症结节包块、盆腔结核性包块、陈旧性宫外孕血肿等病。

【病因病机】

本病多因正气不足，或外邪内侵，或内有七情、房室、饮食所伤，脏腑功能失调，气机阻滞，从而形成瘀血、痰饮、湿浊，停聚于小腹，日积月累而成。由于病程日久，正气虚弱，气、血、痰、湿互相影响，故多互相兼夹而有所偏重，极少有单纯的气滞、血瘀或痰湿。

【治疗】

1. 治则　化痰行瘀，散结消癥。

2. 取穴　关元、中极、水道、归来、隐白、痞根、阿是穴。

3. 操作　以毫针刺入腹部穴位，平补平泻法，或用火针速刺腹部穴位。痞根用灸法。

【贺普仁经验解析】

卵巢囊肿，在中医书中无明确记载，查阅《灵枢・水胀》中所说的“肠覃”可能与此病类同。因为“肠覃”是指生于肠外、腹内的一种息肉，可以逐渐增大，并不影响女子月经。由于当时解剖学的限制，对于卵巢的解剖记载不详，但该器官位于下腹部，故该部位的囊肿应被包括在“肠覃”之中。本病的发生是由气机不畅，痰湿凝聚而成。其治疗以火针温通经脉，调气助阳，运化痰湿而散结聚。操作时以火针深刺肿物中心，则其温化痰湿的作用更为显著。

子宫肌瘤为妇女常见病之一，临床上多需手术切除。贺普仁教授以火针、毫针、艾灸为主，以微通、温通经脉，调气行血，消癥散结，祛除肌瘤，给患者带来了福音。此病初期，多因气血瘀积而致瘕块，发于胞宫，古人皆称为“石瘕”，此时正气尚充，故为邪实之证，可治以活血化瘀、调气散结法。如病程日久，冲任失调，月经发生异常，多有出血不止等症。久之气血两亏，旁及五脏六腑，变生诸症风起，此时瘤体未除，而正气已虚，故为虚中夹实、实中夹虚之难治之证，其治法当以补泻兼施，微通、温通之法酌用，方能奏效。隐白穴为脾经井穴，是古人治崩漏之要穴，临证可针可灸；此穴位于下肢踇趾之端，连接阳经之气，有升发之功，故可治下血崩漏之证，是止血治标之主穴。痞根穴出自《医经小学》一书，位居第 1 腰椎棘突下旁开 3.5 寸处。古人每遇痞块、瘰疬之证，常用此穴针或灸之。贺普仁教授治子宫肌瘤，多艾灸此穴，临床效果较好。

第三节 外阴白斑

外阴白斑是指出现在外阴部位局灶性或弥漫性萎缩性白色病变。女性任何年龄组都有可能发生，患者多感外阴部位瘙痒或疼痛。本病与外阴癌有一定的关系，故应该加以重视。

西医学认为，本病的致病原因尚未十分明了，近年来趋向于认为局部神经血管营养失调是造成外阴白斑的原因。

【病因病机】

前阴为肾所司，肝经循行所过之处，肝为风木之脏，赖精血濡养才能疏泄畅达。若肾脏虚弱，精血不足，肝气失畅不能达于前阴，以致局部气血不足，血不润肤，故见局部干燥、色白、阴痒等症。

【治疗】

1. 治则 滋补肝肾，祛风止痒。

2. 取穴 阿是穴。

3. 操作 以粗火针，用速刺法，点刺局部皮损处。

【贺普仁经验解析】

中医学对于外阴白斑无明确的记载。本病系因肝肾不足，精血亏虚，肝失条达所致。肝为刚脏，喜阴血之滋柔与充养。肝血足，则肝脉通畅，气血循经荣养外阴，如精血不足，肝失所养，肝脉不通，则经气不能荣于外阴，故见局部肤色变白、萎缩；如肝虚风动，则瘙痒疼痛，因属阴不足，故夜间为甚。从经脉循行看，足厥阴肝经之脉入毛中，过阴器，是与外阴联系最密切的经脉，所以治疗上应以肝经为主。火针速刺局部属温通法，促进病灶局部的血液循环，增强局部的抵抗力，改善营养状况，故火针疗法是治疗本病的有效方法之一，值得临床推广应用。

第四节 产后缺乳

产后缺乳是指产妇在哺乳期内乳汁甚少或全无，不足够甚至不能喂养婴儿，又称

“产后乳少”“乳汁不行”等。其发生常与素体亏虚或形体肥胖、分娩失血过多，以及产后情志不畅、操劳过度、营养缺乏等有关。缺乳的程度和情况各不相同：有的开始哺乳时缺乏，以后稍多但仍不充足；有的全无乳汁，完全不能喂乳；有的正常哺乳，在突然高热或七情过极后，乳汁骤少，不足以喂养婴儿。

本病相当于西医学的泌乳过少。

【病因病机】

产后缺乳有虚实之分。虚者多为气血虚弱，乳汁化源不足所致，一般以乳房柔软而无胀痛为辨证要点。实者则因肝气郁结，或气滞血凝，乳汁不行所致，一般以乳房胀硬或痛，或伴身热为辨证要点。临床需结合全身症状全面观察以辨虚实。

【治疗】

1. 治则 虚者宜补而行之，实者宜疏而通之。

2. 取穴

主穴：膻中、少泽。

配穴：气血虚弱加脾俞、足三里；肝气郁结加肝俞、合谷、太冲。

3. 操作

（1）膻中宜向下沿皮刺，针 1 ～ 1.5 寸，以局部胀感为主，轻轻捻转针柄使两乳房发胀。实证用泻法，虚证用补法。

（2）余穴毫针刺，实证用泻法，虚证用补法。

【贺普仁经验解析】

贺普仁教授认为膻中、少泽是治疗本病的主穴，《杂病歌》云：“无乳膻中、少泽烧。”《针灸大成》也记载膻中主治“妇人乳汁少”。若患者有明显的抑郁倾向，属肝郁不舒，治疗中要配合行气解郁之法，加用合谷、太冲以调畅气机、理气活血。气血虚弱者加脾俞、足三里以健运脾胃而补益气血。有数据表明，针灸能使缺乳妇女血中垂体前叶泌乳素含量增加，从而乳汁增多。

第七章　儿科疾病

第一节　五迟、五软、五硬

五迟、五软、五硬均为小儿生长发育障碍的疾患。五迟指“立迟、行迟、齿迟、发迟、语迟”，五软指“头项软、手软、脚软、身软、口软”，五硬指“头项硬、口硬、手硬、足硬、肌肉硬”。三者往往同时并见，故可合为一病述。五迟、五软均以虚证为主，往往成为痼疾而难愈。

因“五硬”明显带有痉挛之意，故将痉挛型脑性瘫痪的中医病名归为“五迟”“五硬”，其他类型的脑性瘫痪中医病名归为“五迟”“五软”。

【病因病机】

本病由先天禀赋不足，肝肾亏损，后天失养，气血虚弱所致。以心脾肝肾亏虚为主，精髓不充，精明之府失养。部分后天性患儿因瘀血痰浊阻滞脑络，致神明失聪。病因以先天为主，父母双方精血虚损者，精薄血弱，孕胎禀赋不足，或胎儿期间母亲起居饮食、用药不慎，以致伤及胎元。后天多为产后各种因素导致。以上各种原因均可导致患儿心脾气血不足，肝肾阴亏，上不能充髓而养脑，外不能滋养筋骨肌肉，以致精明之府失于聪慧，肢体痿软，智力低于正常同龄儿童。本病虚多实少，少数实证者常因产伤等损及脑府，使瘀阻脑内，或热病后浊邪停滞，窍道不通，心神脑窍失慧。

【治疗】

1. 治则　填髓通督，健脑益智。

2. 取穴　百会、四神聪、风府、哑门、大椎、心俞、譩譆、通里、照海。

3. 操作　用毫针快速点刺，不留针。进针要稳准、轻浅、快速，即持针要稳、刺穴要准、手法要轻、进针要浅且快。力求无痛，针不可提插捻转。

【贺普仁经验解析】

从穴位的组成可以看出，贺普仁教授非常重视督脉的作用，他认为督脉“并于脊里”“入脑”，故取督脉之穴以通调督脉经气，充实髓海，健脑益智。本病治以“补”“调”之法，即补先天以固本，调周身之阳气，通其混沌之清窍，以开窍醒神。

本病属虚多实少，主因先天不足，后天失养，故补益先后天为其大法，辅以益智开窍醒神。本方多采用督脉之穴，总督一身之阳气，充实髓海，健脑益智。膀胱之脉，夹脊抵腰络肾，取心俞和譩譆二穴，开通心窍，镇静安神。足少阴肾经照海之穴，滋补肝肾；心经络穴通里，调补心气心血，与照海相配，共奏补益心肾，使水火相济，心肾相交之功。四神聪为典型的健脑醒神之穴，善调一身之阴阳，针之可息风宁神定志。在临床中，当辨证以虚为主时，取百会、四神聪、哑门、心俞、譩譆、通里、照海为首。少数以实证为主者，则采用扶正与祛邪并举之法，即在虚证的基础上，加上风府、大椎、腰奇三穴。切不可手法过重、泻之过重。

患儿智力低下，不会与医者进行配合，且疼痛及刺激会使其更辗转翻腾。故针刺宜轻浅不留针，即快针疗法，“刺小儿，浅刺而疾发针”。因小儿脏腑娇嫩，形气未充，正是“稚阴稚阳”之体，故采用针法以补为主，以轻浅为宜，要求进针速度非常快，患儿无疼痛感。本方多为头部及四末之穴，针之方便，坐之可取，易被患儿及家长接受，不伤病儿脏器。

在贺普仁教授诊治的儿科病证中，小儿智力低下占很大比例，经多例临床观察，针灸治疗本病有确切疗效。小儿为“纯阳”之体，生机勃勃，活力充沛，反应敏捷，所以在生长发育过程中，从体格、智力以至脏腑功能均不断向完善、成熟方面发展。相对而言，年龄越小，生长发育速度也愈快，这就提示我们：小儿智力低下之病，要早发现、早治疗。在治疗中，因其病为痼疾，所以要有耐心，帮助家长树立信心。治疗时间以3个月到半年为佳。

第二节　小儿多动症

小儿多动症指小儿智力正常或基本正常，临床表现为与其智力水平不相称的活动过度，注意力涣散，情绪不稳定和任性、冲动，以及不同程度的学习困难，言语、记忆、运动控制等轻微失调的一种综合性疾病，又称儿童多动综合征或轻微脑功能障碍综合征。本病与多种生物因素、心理因素及社会因素等有关，男孩多于女孩。

【病因病机】

先天禀赋不足：如孕母妊娠期有病毒感染或有影响胎儿的用药史，以及分娩时有宫内窒息史等各种因素，影响了胎儿的正常发育。饮食因素：如饮食中营养成分不足，营养成分搭配不当，或过食生冷，损伤脾胃，造成气血亏虚，心神失养；过食肥甘厚味，产生湿热痰浊，阻滞气机，扰乱心神。外伤和其他因素：如产伤以及其他外伤，可使儿童气血瘀滞，经脉不畅，心肝失养而神魂不安；或由于其他疾病之后，虽原发病痊愈，但已造成气血逆乱，心神失养以致神不安藏而发病。

【治疗】

1. 治则　宁神定智，调和阴阳。

2. 取穴 百会、攒竹、心俞、譩譆、通里、照海、大椎、腰奇。

3. 操作 毫针刺，用平补平泻法。小儿不便留针者，可毫针速刺。

【贺普仁经验解析】

多动症是发生于儿童的一种疾病，在 6 ～ 8 岁儿童中发病率最高，或者说在此期间的临床表现最为突出。由于本期的发生是渐进性的，病程多在 6 个月以上，从中医角度可以认为是在儿童发育过程中渐进形成的一种阴阳失调现象。儿童在此阶段的发育特点是功能（阳）蓬勃旺盛，物质（阴）相对消耗过多的“纯阳之体”。阳主动，阳盛阴衰，阴阳失衡是多动症患者发病的关键。心藏神、肺藏魄、肝藏魂、脾藏意、肾藏志，此为五神。五神是五脏的生理活动，也包含了西医学的中枢神经活动。五神的活动实际上以心为主，即心神居于统率其他四神的地位。儿童多动症不论何种类型，共同的表现均为五神失调，尤以心神失调最为多见，即神不宁、意不周、志不坚、思不专、虑不远、智不谧的神志病变。多动症患者心神不宁，五神不安则表现为形体多动、口多言、打人骂人、自我失控。气与血，一阴一阳，互为根本，相互促进，维持着脏腑生理功能正常协调。多动症患者气血逆乱，脏腑失养，经络不畅，故失其和平，出现病态。多动症的发生主要与阴阳失衡、脏腑失调、五神失宁、气血失和有密切关系。

治疗多动症要重视调理气血阴阳、安神宁志，常用穴位中督脉之大椎穴及督脉循行线上的腰奇穴，抑阳而息风，督脉属阳，多动症临床表现以多动多言为主，故为阳盛之证，取督脉之穴以抑制阳盛而达调理阴阳之目的；攒竹为足太阳膀胱经穴，有镇惊安神之功，历来为医家所用安神之要穴；譩譆亦为足太阳膀胱经穴，位居背后第 6 胸椎棘突下旁开 3 寸，是治疗神志病变的效穴，也是贺普仁教授善于应用之穴；足少阴肾经照海可滋补肝肾，心经络穴通里可调补心气心血，与照海相配，共奏补益心肾，使水火相济，心肾相交之功。

第三节 遗尿

遗尿是指 5 周岁以上儿童，在睡眠时小便自遗，醒后方觉的一种病证。其发生常与禀赋不足、久病体虚、习惯不良等因素有关。5 岁以下儿童，如遗尿发生不是太过频繁，可不予治疗；偶见疲劳或睡前饮水过多而尿床者，不作病态。

西医学中，遗尿多见于神经发育尚未成熟，大脑皮质或皮质下中枢功能失调者，也可见于泌尿系统异常、感染等疾病。

【病因病机】

肾司封藏，主气化，膀胱有贮藏和排泄小便的功能，若肾气不足，开阖失利，下元不能固摄，膀胱约束无权而发生遗尿；或因脾肺气虚，气不化水，脾失健运，以致水湿不行，渗入膀胱，水道无以制约而发生遗尿。

【治疗】

1. 治则 调补脾肾，健脾益肺，固摄下元。

2. 取穴

主穴：三阴交、肾俞、关元、中极。

配穴：气海、足三里、膀胱俞、阳陵泉、太冲、百会。

3. 操作 每次取三阴交和另一主穴，三阴交两侧交替使用，每次针一侧。余主穴轮流使用。每次再加配穴 1 ～ 2 个。以毫针刺入穴位 0.5 ～ 1 寸，用补法。肾俞、关元可灸。

【贺普仁经验解析】

小儿遗尿多由肾气虚弱所致，虽临床有脾气虚者，但皆以肾虚为根本。小儿本为稚阴稚阳之体，如因先天不足，肾气虚弱，气化无权，则不能自行控制而遗尿。对此病的治疗原则是温补肾元，采用关元、中极、气海、三阴交等穴补之。本病亦可用艾灸关元，更加强温补肾阳的作用，其灸之法，可告知患儿家长，自行回家艾灸，每次以半小时为宜，每日 1 次。

三阴交补脾气以调理后天，并可通调肝、脾、肾三经经气；肾司二便，遗尿以肾虚为本，故取肾脏经气输注之肾俞穴以培补先天；关元、中极穴为任脉经穴，为强壮要穴，中极又为膀胱募穴，功专助阳，利膀胱，可以温肾固摄，治疗遗尿；气海、足三里培元固本；膀胱俞以利膀胱；阳陵泉、太冲调气疏肝；百会振奋阳气，升阳举陷。治疗时亦可在肾俞、关元加灸，以增强温补肾阳之力。诸穴共奏温补脾肾、固摄下元之效。

第八章 皮外科疾病

第一节 胁痛

胁痛是以一侧或两侧胁肋部疼痛为主要表现的一种病症。胁，指侧胸部，为腋以下至第 12 肋骨部位的统称。肝脉布胁肋，足少阳经循胁里，过季胁，胁肋部为肝胆经脉所过之处，所以本病多与肝胆相关，是肝胆疾病中常见病症，临床有许多疾病都是依据胁痛来判断其为肝胆病或与肝胆有关的疾病。

胁痛可见于西医学的肋间神经痛、急性肝炎、慢性肝炎、肝硬化、肝癌、急性胆囊炎、慢性胆囊炎、胆石症、慢性胰腺炎、胁肋外伤等疾病。

【病因病机】

本病的发病多由于情志不舒、饮食不节、久病耗伤、劳倦过度，或外感湿热等病因，累及肝胆，导致气滞、血瘀、湿热蕴结，肝胆疏泄不利，或肝阴不足，络脉失养，即可引起胁痛。胁痛主要责之于肝胆，且与脾胃相关。病机转化较为复杂，既可由实转虚，又可由虚转实，而成虚实并见之证；既可气滞及血，又可血瘀阻气，以致气血同病。胁痛的基本病机为气滞、血瘀、湿热蕴结，致肝胆疏泄不利，不通则痛，或肝阴不足，络脉失养，不荣则痛。

【治疗】

1. 治则 清利肝胆，调和气血。

2. 取穴

主穴：曲池、丘墟、照海。

配穴：肝气郁结加合谷、太冲；瘀血阻络加膈俞、血海；肝胆湿热加阳陵泉、阴陵泉；肝阴不足加足三里、太溪。

3. 操作

（1）丘墟透照海针法：丘墟向照海方向深刺，以不穿透照海处皮肤而又感觉到针尖为度，采用先补后泻手法。

（2）肝阴不足用补法，其余证均用泻法。

（3）膈俞向脊柱方向斜刺 0.5 寸。

【贺普仁经验解析】

贺普仁教授认为胁痛的临床辨证较多，如：邪在少阳可见胁痛，往来寒热，胸胁苦满等；肝气郁结则可见胁痛，痛无定处，善太息等；瘀血阻络则可见胁痛，痛有定处，入夜则重等；肝胆湿热则可见胁痛满胀，口苦心烦，胸闷纳呆等。但不论辨证如何，针灸治疗应抓住经络主体，认清疾病实质。凡胁痛均以疏通少阳经脉为大法，取少阳经脉之原穴丘墟为基本腧穴，同时在操作上采用“一针两穴”的透针针刺方法，即由丘墟透向对侧少阴经的照海穴，达到少阳经气疏通以利转枢以及阴经血气充濡的效果。丘墟透照海为治疗胆囊炎等胆系疾病的重要腧穴，其操作手法多采用先补后泻的捻转手法，达到通经活络、行气活血、解痉止痛的目的。若肝气郁结、气滞不畅、瘀滞内停明显者，可加用双侧曲池穴。曲池为阳明经合穴，主周身气血，具有清热化滞的作用。

第二节　瘿瘤

瘿瘤是由于情志内伤、饮食及水土失宜等因素引起的，以气滞、痰凝、血瘀壅结颈前为基本病机，以颈前喉结两旁结块肿大为主要临床特征的一类疾病。瘿病一名首见于《诸病源候论·瘿候》。在中医著作里，又有瘿、瘿气、瘿瘤、瘿囊等名称。

本病在西医学中是指具有甲状腺肿大表现的一类疾病，主要为甲状腺腺瘤，有的可伴有甲状腺功能亢进症等疾病。

【病因病机】

瘿瘤的病因主要是情志内伤或饮食及水土失宜，也与体质因素有密切关系。气滞、痰凝、血瘀壅结颈前是瘿病的基本病机。气滞痰凝日久引起血脉瘀阻，以致气、痰、瘀三者合而为患。部分病例，由于痰气郁结化火，火热耗伤阴津，而导致阴虚火旺，其中尤以心、肝两脏阴虚火旺的病变更为突出。瘿病初起多实，病久则由实致虚，尤以阴虚、气虚为主，以致成为虚实夹杂之证。

【治疗】

1. 治则　理气解郁，化痰软坚。

2. 取穴

主穴：阿是穴、俞府、肺俞、照海、内关、三阴交。

配穴：多汗加阴郄、复溜；性情急躁加太冲。

3. 操作

（1）取甲状腺局部阿是穴左右各刺 3 针，均达肿物中部，行捻转泻法，不留针。

（2）神门、照海直刺 0.3 ～ 0.5 寸，三阴交直刺 1 ～ 1.5 寸，内关直刺 0.5 ～ 1 寸。

（3）火针疗法：以中粗火针，用速刺法，点刺肿物 3 ～ 5 针。

【贺普仁经验解析】

贺普仁教授认为，引起此病的关键是气滞，气滞则痰凝成核，发为肿块，反过来肿块又加重气滞，而出现胸闷发憋等不适。从临床考虑，当先软坚散结，结散则气调，气调则滞消，经络通畅而病愈；取火针刺之，具有温通的作用，可以助阳化气，气机疏利，津液运行，痰化湿去，故可消癥散结。取照海穴为循经远端取穴，病在上，取之下，取俞府穴乃循经邻近取穴，肺俞穴位于胸背，可调胸中之气，三穴合用，调理气机，气调则痰散。微针与火针一起使用，共同起软坚散结消瘤的作用。针足太阴脾经穴三阴交以运湿化痰，针手厥阴心包经络穴内关以行气宽胸，二穴同用，行气化痰，配合火针刺局部，可收到满意效果。

第三节 瘰疬

瘰疬是发生于颈部及耳后的慢性化脓性疾病，因常结块成串，累累如贯珠，故名瘰疬。小者为瘰，大者为疬，合称为瘰疬。若破溃成疮，皮下窜空、流脓，经久不愈，则称为“鼠疮”。本病多见于青少年及原有结核病者，好发于颈部、耳后，也有的缠绕颈项，延及锁骨上窝、胸部和腋下。

本病相当于西医学的淋巴结结核。

【病因病机】

本病常因情志不畅，肝气郁结，气滞伤脾，以致脾失健运，痰湿内生，结于颈项而成。日久痰湿化热，或肝郁化火，下烁肾阴，热胜肉腐成脓，或脓水淋漓，耗伤气血，渐成虚损。本病亦可因肺肾阴亏，以致阴亏火旺，肺津不能输布，灼津为痰，痰火凝结，结聚成核。

【治疗】

1. 治则 调气化痰，软坚散结，通经活络。

2. 取穴

主穴：肘尖、阿是穴（局部）。

配穴：多汗者加曲池、肩井。

3. 操作

（1）肘尖刺法：以毫针刺入肘尖，针尖向上沿皮刺约 4 寸。

（2）曲池用直刺法，或向上沿皮刺。肩井斜刺或平刺。

（3）局部采用火针点刺。

【贺普仁经验解析】

贺普仁教授认为治疗瘰疬要依据病情需要局部用火针点刺，或循手阳明、手少阳经远端取曲池、肩井穴，或取经外奇穴肘尖，以上穴位配合或单独应用均能起到行气消痰、软坚散结的作用。因淋巴结结核与痰核流注，经气阻滞有关，而痰病得火而解，故适用火针治疗，是以热则气行，津液流通故也。肘尖穴从古至今都有应用，《针灸大成》载：“肘尖穴，治瘰疬。左患灸右，右患灸左，如初生时，男左女右，灸风池。”

第四节　筋瘤

筋瘤是以筋脉色紫、盘曲凸起如蚯蚓状、形成团块为主症的病症。明代《外科正宗》对其有详细的描述：“筋瘤者，坚而色紫，垒垒青筋，盘曲甚者，结若蚯蚓。”筋瘤常发生于下肢浅表静脉。

本病相当于西医学的下肢静脉曲张。

【病因病机】

本病多因过度劳累，耗伤气血，以致中气下陷，筋脉松弛；或经久站立工作，经常负重以及妊娠等因素，使得血壅于下，筋脉扩张充盈；或因劳累之后，血脉充盈，再涉水淋雨，以致寒湿侵袭，瘀血阻络引起；也可因肝火亢盛，血涸筋脉失养所致。

【治疗】

1. 治则　活血化瘀，舒筋散结。

2. 取穴

主穴：阿是穴（即凸起静脉处）。

配穴：血海、阴陵泉、三阴交、足三里。

3. 操作

（1）阿是穴（即凸起静脉处）火针放血：针前准备一次性医用中单等放置于患肢下，避免污染诊室。选中粗火针，以散刺法。在患肢找较大且曲张的血管，常规消毒，再将火针于酒精灯上烧红，迅速准确地刺入血管中，随针拔出即有紫黑色血液顺针孔流出或者喷溅而出。无须干棉球按压，使血自然流出，“血变而止”，待血止后，用干棉球擦拭针孔。

（2）毫针刺血海、阴陵泉、三阴交、足三里，进针后捻转或平补平泻。

【贺普仁经验解析】

贺普仁教授认为本病因长久站立，下肢气血不能畅达于上，血行缓慢，脉络滞塞不通所致。其病机多为气滞血瘀。用火针点刺局部，可直接使恶血出尽，祛瘀而生新，促使新血生成，畅通血脉，临床效果颇佳。贺普仁教授治疗本病多使用火针，用中粗火针点刺患处血管有两个作用：①用中粗火针点刺病处血管放血有祛瘀生新的作用。②火针直接作用于筋脉松弛薄弱的血管，起到升阳举陷的作用。火针是一种有形无迹的热力，对于因寒湿之邪侵袭经络引起筋挛血瘀的筋瘤，用之可以祛散寒湿之邪，使脉络调和，疼痛缓解。另外，火针还能激发人体的防御功能，起到扶正祛邪的作用。血海可养血活血，起到扶正固本的作用；阴陵泉、三阴交、足三里健脾益气，行气活血。

第五节 青蛇毒

青蛇毒是指体表筋脉发生的炎性血栓性疾病。其临床特点是体表筋脉（静脉）肿胀灼热，红硬压痛，可触及条索状物。急性者可出现发热、全身不适等症状。

青蛇毒相当于西医学的血栓性浅静脉炎。

【病因病机】

本病的发生多为久卧久坐，病后伤气所致，气伤则气行不畅，气为血帅，气不畅则血行缓慢，以致脉络滞塞不通；或因阴血不足，脉道空虚，血行瘀阻，以致滞塞不通。

【治疗】

1. 治则

急性期：清热解毒，利湿活血。

慢性期：益气活血，温经通络。

2. 取穴 阿是穴、血海、三阴交、膈俞。

3. 操作

（1）以中粗火针，用快针法点刺局部阿是穴。火针后可配合拔罐放血。

（2）毫针局部围刺。毫针刺血海、三阴交、膈俞，进针后捻转或平补平泻。

【贺普仁经验解析】

本病形成的主要因素有三：①患者长期卧床、妊娠或静脉曲张致使下肢静脉内血流缓慢；②外伤或手术引起血液浓缩等，增加了血液的凝固性；③外伤、手术、感染和血管疾病等引起静脉壁损伤。以上三种因素是导致血栓性静脉炎发病的主要原因。本病好发部位为四肢和胸腹壁。

贺普仁教授认为，此病的主要病机是气血凝滞，脉络阻塞，急性期多因湿热引起，慢性期多与寒湿有关。在治疗方面，以调理气血为本，兼顾祛除邪气。故以火针点刺局部，出尽恶血，使其新血再生，畅通血脉。血脉通则可逐邪气外出，病即愈。血海、三阴交、膈俞可加强活血之功。

第六节 皮下肿瘤

皮下肿瘤是指痰湿、浊气停留在皮下组织间而产生的结块，相当于中医学的“痰核积聚”“脂瘤”“渣瘤”范围。

皮下肿瘤多属于良性组织肿瘤，包括西医学的纤维瘤、神经纤维瘤、脂肪瘤、粉瘤等。

【病因病机】

中医学认为，此类疾病的产生与脾肺功能失调有关。在水液代谢中，肺气失于宣发和肃降，脾气失于运化，痰湿之邪停聚于经络，经气郁滞，营卫失和，痰湿久聚成核，发于肌表，而致皮下肿瘤。

【治疗】

1. 治则 调气温阳，化痰散结，通经活络。

2. 取穴 阿是穴（瘤体处及周围）、阳陵泉、丰隆、中脘。

3. 操作

（1）以中粗或粗火针点刺瘤体及其周围数针，用快针法或慢针法。火针后可配合拔罐放血，或者挤压释放内容物，务必使分泌物出净，避免再生。

（2）将患部捏起，毫针局部围刺或扬刺，务必针至瘤体基底部。阳陵泉、丰隆、中脘，进针后捻转或平补平泻。

【贺普仁经验解析】

贺普仁教授认为，肿物发于外，实因于内脏脾肺失调，痰湿循经至表而凝聚，经气不畅而郁滞，日久成核，故发以上诸病。其治之法，当以温通经脉，助阳行气，才能化痰核以散郁结，故取火针直刺痰核处（即肿瘤），或速刺或缓刺，使其瘤体内容物尽量流出，如少量不能流出，亦可局部吸收。配毫针局部围刺或扬刺，以及针刺阳陵泉、丰隆、中脘，以加强化痰散结之功。

第七节 白癜风

白癜风是因皮肤色素脱失而发生的局限性白色斑片，中医学又称为“白驳”。“白癜”之名首见于隋代《诸病源候论·白癜候》：“白癜者，面及颈项身体皮肤肉色变白，与肉色不同，也不痒痛，谓之白癜。”

本病相当于西医学的白癜风。

【病因病机】

本病多由七情内伤，肝气郁结，气机不畅，复感风邪，客于肌肤，令气血失和，血不荣肤而成。

【治疗】

1. 治则 养血疏风，调和气血，荣养肌肤。

2. 取穴

主穴：阿是穴、背部痣点、侠白。

配穴：病发于颜面部加印堂、迎香；病发于上肢加尺泽、曲池、合谷；病发于下肢加血海、足三里、三阴交；病发于胸腹加中脘、膻中、期门。

3. 操作

（1）以毫针围刺阿是穴，短毫针浅刺患处，间隔1cm针刺一针；余穴毫针刺，平补平泻。

（2）以火针速刺病灶及边缘处，或以多头火针点烫局部病灶处。

（3）背部痣点挑刺拔罐：以锋针挑刺背部痣点处，辅以拔罐出血。

（4）侠白穴艾灸：用艾卷灸侠白穴，每侧半小时。

【贺普仁经验解析】

白癜风是一种发生于皮部的病变。贺普仁教授认为，此病多因外感风邪或情志不畅引起。发于外是表象，内因是气血失和，肌肤失养，故气血失和是引起本病的基本病机。在治疗方面，调气和血是基本原则，或采用微通之法，施以毫针刺病灶处，调和局部气血，以濡养肌肤；或在此基础上，以艾卷灸侠白穴，因侠白为肺经穴，肺主皮毛，肺色白，皮肤发生白癜风乃为肺经病变，灸侠白穴可起到调理肺气、调气和血、荣养肌肤的作用；又或采用强通法，以锋针挑刺背部痣点出血，调气和血，营养肌肤；抑或采用温通法，助阳通络，调气和血，濡养肌肤。灵活选用三通法，对不同病例须采用不同治法。颜面部配印堂、迎香，上肢配尺泽、曲池、合谷，下肢配血海、足三里、三阴交，胸腹配中脘、膻中、期门等穴，以加强活血养血、行气散风之效。

第八节　蛇串疮

蛇串疮是以皮肤上出现成簇水疱，多呈带状分布，痛如火燎为主症的病症。疱疹常沿一定的神经部位分布，好发于单侧，亦偶有对称者。本病可发生于任何年龄，以成年人较多。本病多发于胸胁部、腰部，故中医学又称为“缠腰火丹”“蛇串疮”“串腰龙”“蜘蛛疮”等。

本病相当于西医学的带状疱疹。

【病因病机】

本病多因情志不遂，饮食失调，以致脾失健运，湿浊内生，郁而化热，湿热搏结，兼感毒邪而发病。

【治疗】

1. 治则　泻火解毒，通络止痛。

2. 取穴

主穴：龙眼穴、阿是穴、支沟、阳陵泉、丘墟透照海。

配穴：发于手臂、颈项者加合谷穴；热盛型加合谷、曲池；湿盛型加足三里；气滞血瘀型加血海。

3. 操作

（1）阿是穴（病灶局部）点刺放血：常规消毒皮损及周围皮肤，不擦破水疱，用三棱针沿皮损边缘点刺，间隔 0.5 ～ 1.5cm，病重者间隔小，病轻者间隔大。点刺完毕，以闪火法在其上拔罐 1 ～ 4 个，罐内可见少许血液，10 分钟左右起罐。起罐后用消毒棉球将血液擦净。亦可直接在疱疹病灶痛处用三棱针点刺放血拔罐。

（2）龙眼穴三棱针点刺出血：出血 3 ～ 5 滴后擦净。

（3）丘墟透照海针法：丘墟向照海方向深刺，以不穿透照海处皮肤而又感觉到针尖为度。余穴毫针刺，施以泻法，10 分钟行捻转手法 1 次。

（4）阿是穴（病灶局部）艾灸：医者双手各持 1 根清艾条，在病灶处由中心向四周施灸，艾条距皮肤约 2cm。施灸时间视疱疹面积大小而定，约 20 分钟，以皮肤灼热微痛为宜。

治疗首日采用点刺放血法，然后施灸，以后点刺放血法与针刺法隔日交替进行，艾灸法每日均采用。

【贺普仁经验解析】

贺普仁教授认为带状疱疹多由于肝郁不舒、毒火外袭、湿热内蕴等因素引发，多以疏肝解郁、化毒散火、清热利湿为治则。支沟为手少阳三焦经的经穴，阳陵泉为足少阳经的合穴，二者配伍应用有很强的疏肝利胆、清热化湿之效；丘墟透照海穴可疏通少阳经气以利转枢；合谷为手阳明大肠经原穴，长于调气活血，尤擅治疗头面、上肢疾患；龙眼穴位于小指尺侧第 2、3 骨节之间，握拳于横纹尽处取之，属经外奇穴，是治疗带状疱疹的经验穴，尤以刺血治疗效佳。除上述穴位外，还采取局部放血、拔罐和艾灸的方法。拔罐是介于强通和温通之间的一种治法，此处应用是在三棱针放血的基础上进一步突出强通的作用，以图恶血尽出，加之艾灸的温热刺激，更使血脉畅通，且促进新血生成。本病多属热证，而热证并非禁灸。《素问·调经论》云：“血气者，喜温而恶寒，寒则泣不能流，温则消而去之。”此处采用温通的方法，以热引热，借火助阳，使气机、血脉通调，从而快速治愈本病。在本病的治疗中，微通、强通、温通三法同用，疗程短，效果佳。

本病乃本虚标实之证，气虚血瘀，不通则痛，阻于何经则痛于何部。按经络辨证，皮损发生于面部，主要损及手、足三阳经，多见于三叉神经支配区；发于胸胁部，则损及足少阳、足厥阴，皮损沿肋间神经分布；发于腰腹部，则多损及足阳明、足少阳及足太阴经。故选穴配方以受阻经脉的腧穴为主，近部取穴均取同侧“以痛为输”，取阿是穴以活血通络，祛瘀泻毒；远部取穴均取双侧，以泻法为主，疏通经络，扶正祛邪。用此法治疗可短时间内止痛，一般 1 ～ 2 次治疗后，即可疼痛大减，且无后遗神经痛。对其他方法治疗后遗留的神经痛，可参照本法治疗，针刺放血也可明显减轻疼痛。

第九节 丹毒

丹毒是以患部皮肤突然灼热疼痛，色如涂丹，游走极快为主症的病症。本病的记载最早出自《素问·至真要大论》中“少阴司天，客胜则丹胗外发，乃为丹熛疮疡……”文中丹熛现代中西医皆称之“丹毒”。本病好发于颜面及下肢，其他部位亦可发生，如发于头面的称“抱头火丹”，游走全身的称“赤游丹”，生于腿部的称“流火”。

本病相当于西医学的急性网状淋巴管炎。

【病因病机】

本病多因邪毒入侵，体表失固，毒热浸淫，郁于肌肤而发病。如《圣济总录》记载：“热毒之气，暴发于皮肤间，不得外泄，则蓄热为丹毒。”如夹风则上窜头面，夹湿则下流足胫，但不论何种丹毒，血热火毒蕴结是其基本病机。

【治疗】

1. 治则 解毒泄热，活血消肿。

2. 取穴 阿是穴。

3. 操作 肿痛周围以锋针速刺放血，宜配合拔罐放血。若已发现向上赤红游走，当于尺泽、曲泽、委中等处用锋针点刺拔罐放血，以泄热毒。

【贺普仁经验解析】

贺普仁教授认为，本病由热毒之邪侵袭，气血壅滞于肌肤而发，病情发展迅速，其治之法当以清热解毒为主，可以锋针速刺病灶周围放血，逐邪外出，气血壅滞得以疏泄，经络通畅则病可愈。

第十节 粉刺

粉刺是一种以颜面、胸、背等处生丘疹如刺，可挤出白色碎米样粉汁为主症的病症，俗称“青年疙瘩”。本病多发于青春期男女，青春期过后大多自然痊愈或减轻。

本病相当于西医学的痤疮。

【病因病机】

本病多因肺经风热熏蒸而成。其他常见的病因病机有胃肠湿热，如嗜食辛辣油腻之品，生湿生热，郁阻肌肤；脾失健运，水湿内生，聚湿生痰，日久化热，外犯肌肤；冲任失调，肌肤疏泄功能失畅。

【治疗】

1. 法则 疏风清热，健脾化湿，调摄冲任。

2. 取穴

主穴：耳尖穴、背部痣点、大椎。

配穴：肺经风热加肺俞；胃肠湿热加胃俞、大肠俞；脾失健运加脾俞；冲任不调加膈俞。

3. 操作

（1）耳尖穴放血：针刺前先将耳尖穴周围用手指向针刺处挤按，使血液聚集于针刺部位，消毒后以左手拇、食、中指夹紧被刺部位，以锋针快速刺入1分左右，迅速出针，挤出鲜血数滴，再用干棉球按压。若出血量不足，则边挤压，边以酒精棉球擦拭，避免血液凝固，放血4～5个棉球即可。

（2）大椎穴、背部痣点挑刺拔罐：以锋针挑刺背部痣点处或大椎穴，辅以拔罐出血。

（3）背部腧穴拔罐：背部配穴拔火罐。

（4）火针点刺：颜面粉刺脓疱处可以细火针点刺，挤出脓渣。

【贺普仁经验解析】

贺普仁教授认为，本病的发生与肺、脾、胃、肝脏腑功能失调，营卫不和有关。正常情况下，肝脏疏泄条达，脾胃运化水谷，上输精微于肺，肺输精于皮毛，则卫气和，分肉解利，皮肤调柔，腠理致密，才能维持正常的腠理开阖及防御外邪的作用，皮肤才能保持洁净、润泽、光滑。反之，上述脏腑中任何环节的失调皆可导致发病，如肝失疏泄或脾胃湿热或肺气失宣均可造成营卫之气失和，腠理疏松，开阖不利，复受外邪侵袭，面部络脉郁滞不通，发为粉刺。

治疗上应以调和营卫，清热利湿，解毒为主。本病多发于面，其次是胸背。中医理论认为，腹以上为阳，故本病发于阳位。从临床角度看，发病患者中大多体内蕴热，热为阳邪，最宜犯上，又背部在体亦为阳，主要是督脉和膀胱经循行的部位，督脉主一身之阳气，膀胱经主人身之表，且诸脏腑之俞皆布于此，故与营卫之气关系密切。此病乃属阳性病变，治疗上可选背部痣点为主，选穴时以肺俞、肝俞、脾俞、胃俞附近之异常反应点（即痣点）挑刺出血，后辅以拔罐，以清利湿热毒邪，调和营卫。另外耳尖穴和大椎穴放血亦能起到治疗痤疮的作用，常和背部挑刺一起配合使用。

本病患者应经常用温水、硼酸肥皂洗涤患处；禁止用手挤压，尤其是面部三角区处；少食油腻辛辣食物，多吃新鲜蔬菜、水果。

第十一节 白疕

白疕是一种易于复发的慢性红斑鳞屑性皮肤病。本病以皮肤上出现红色丘疹或斑块，上覆以多层银白色鳞屑为临床特征。本病男性多于女性，北方多于南方，春冬季易发或加重，夏秋季多缓解，在自然人群中的发病率为0.1%～3%。

本病相当于西医学的银屑病。

【病因病机】

白疕因营血亏损，化燥生风，肌肤失养所致。初起多为风寒或风热之邪侵袭肌肤，以致营卫失和，气血不畅，阻于肌表而发；或兼湿热蕴积，外不能宣泄，内不能利导，阻于肌表而发；或病久则气血耗伤，血虚风燥，肌肤失养，病情更为显露。

【治疗】

1. 治则 调理气血，清热祛风。

2. 取穴

主穴：委中、耳背青筋、膈俞。

配穴：血虚风燥者加阴陵泉；风湿蕴阻者加曲池、合谷。

3. 操作

（1）委中、膈俞、耳背青筋均可用锋针点刺放血，委中、膈俞可配合拔罐。

（2）阴陵泉、曲池、合谷用毫针刺，平补平泻。

【贺普仁经验解析】

贺普仁教授认为，此病由气血不调、营卫空虚、腠理不密、外感风邪所致，如因病久血中郁热，血燥亦可生风，故本病与风有直接关系，又有内外之别。然所生之风皆与气血失调有关，故气血失调为患病之内因。临床上以委中、膈俞、耳背青筋等放血，是调和气血而疏风也。银屑病是一种慢性病，又具有极易复发的临床特点，所以成为中西医共认的难治之顽症。贺普仁教授治疗本病，多从调理气血入手，采用放血疗法，在调气血同时又可祛除血中邪气，从而达到消除皮损、止痒等目的。

第十二节 湿疮

湿疮是一种以皮肤呈丘疹、疱疹、渗出、肥厚等多形性损害，并反复发作为临床表现的疾病，以多形性皮损、对称分布、易于渗出、自觉瘙痒、反复发作和慢性化为临床特征。本病男女老幼皆可罹患，而以先天禀赋不耐者为多。

本病相当于西医学的湿疹。

【病因病机】

湿疮多因禀赋不耐，风、湿、热阻于肌肤所致；或因饮食不节，过食辛辣鱼腥动风之品；或嗜酒，伤及脾胃，脾失健运，致湿热内生，又外感风湿热邪，内外合邪，两相搏结，浸淫肌肤发为本病；或因素体虚弱，脾为湿困，肌肤失养；或因湿热蕴久，耗伤阴血，化燥生风而致血虚风燥，肌肤甲错，发为本病。

【治疗】

1. 治则 利湿解毒，活血止痒。

2. 取穴

主穴：委中、背部痣点、耳尖、阿是穴、劳宫。

配穴：热重于湿加曲池；湿重于热加阴陵泉；脾虚血燥加膈俞。

3. 操作

（1）委中以三棱针点刺放血，实证放血量多，虚证可减少放血量。

（2）背部反应点即痣点、阿是穴，用三棱针挑刺 1 ～ 3 针，后加拔火罐，每次 2 ～ 3 个痣点。

（3）毫针刺劳宫穴，用泻法。

【贺普仁经验解析】

贺普仁教授认为本病的发生主要是内因于湿，外因于风。湿邪泛滥于表则生湿疹，破溃则流水，风邪袭于肌表，扰乱营卫之气血则生痒，故治疗之法当以利湿解毒、活血止痒为主。贺普仁教授认为，放血有利湿解毒、调和气血之效。本病虽发于外，形于肌表，实则内连于气血，气血不调，风邪侵袭，故易患此病。而放血疗法有行血活血之功，血行则外风可疏，内风可灭，故可除痒。在上法治疗的同时加用耳尖穴，可加强局部的调整作用以祛邪止痒。委中为足太阳膀胱经之穴，膀胱主一身之表，刺此穴放血，可利湿解毒，又可活血疏表。湿疹病发手掌，取手厥阴心包经之劳宫穴，心包经与三焦经相表里，三焦有运化水湿之功，此穴位于掌心，为病灶局部之穴位，故刺之可利湿解毒，通调局部经气，活血祛风而治愈手部湿疹。综合上述情况可以看出，治疗湿疹多用放血疗法，此因该病日久不愈，风湿毒邪入于血分，病入深而难治，放血可理血解毒，故为常用之法。

第十三节　瘾疹

瘾疹是以皮肤出现红色或苍白风团，时隐时现，伴有瘙痒为主症的疾病，又称“风疙瘩”“风疹块”“风疹”等。本病以皮肤上出现瘙痒性风团，发无定处，骤起骤退，消退后不留任何痕迹为临床特征。一年四季均可发病，老幼均可罹患，有 15%～ 20% 的人一生中发生过本病。临床上可分为急性和慢性，急性者骤发速愈，慢性者可反复发作。

本病相当于西医学的急、慢性荨麻疹。

【病因病机】

瘾疹多因禀赋不耐，人体对某些物质过敏所致。如可因卫外不固，风寒、风热之邪客于肌表；或因肠胃湿热郁于肌肤；或因气血不足，虚风内生；或因情志内伤，冲任不调，肝肾不足，风邪搏结于肌肤而发病。

【治疗】

1. 治则 清热和营，活血疏风，止痒。

2. 取穴 曲池、合谷、风市、血海、足三里、三阴交。

3. 操作 毫针刺，泻法。

【贺普仁经验解析】

贺普仁教授认为本病的发生既有内因，又有外因。素体患胃肠积热、营卫不调、腠理空虚之人，外受风邪，最易发生此证。治以清热和营，疏风止痒。方中以合谷、曲池、足三里清理胃肠之热，血海、三阴交、合谷调理营卫之气，风市、合谷疏风。全方用于荨麻疹发作期，常可获得较好的疗效。

第十四节　油风

油风为一种头部突然发生的局限性脱发的病症，一般头发多呈圆形或椭圆形脱落，局部皮肤正常，无自觉症状。少部分患者脱发可迅速发展，在几天到几个月内，头发全部脱光而成全秃，甚至累及全身毛发。

本病相当于西医学的广泛性脱发和斑秃。

【病因病机】

本病发生多与肝肾不足、脾胃虚弱、情志不遂、思虑太过等因素有关。基本病机为精血亏虚或气滞血瘀，血不养发。

【治疗】

1. 治则 补益精血，活血化瘀。

2. 取穴

主穴：阿是穴、上廉、上巨虚。

配穴：中脘、足三里、三阴交等。

3. 操作 阿是穴梅花针叩刺，再以艾条温和灸，约 30 分钟；余穴毫针刺。

【贺普仁经验解析】

脱发是头皮的一种常见疾病，针灸科就诊患者多为广泛性脱发和斑秃。广泛性脱发患者多表现为头发稀疏，与满头发脱有关；而斑秃表现为局限性脱发，多呈斑片状，因其发病突然，故中医学又谓之“鬼剃头”“油风”。中医学认为，发为血之余，气血充盈，上充养于发，则头发黑亮润泽，如气血亏虚，失其所养，则头发枯槁甚至脱落，故头发可以反映人体气血盛衰。贺普仁教授认为，任何原因导致的气血亏虚，气血失和，经气阻滞皆可引发此证。如精神抑郁、紧张焦虑等可以扰动气血，使经脉之气郁滞，经脉不通，不能上荣于发以致发脱。治疗以调理气血为原则，重视选用阳明经特定穴。手足阳明经气相通，多气多血。三阴交为足三阴经交会穴，可养血活血。根据贺普仁临床经验，以上廉、上巨虚为主，配合使用足三里、三阴交、胃之募穴中脘等。治疗脱发要重视调理脾胃、气血，注重远端和局部取穴的选用和配合，辨证求因，对因施治。

第十五节　乳癖

乳癖是以女性乳房部出现慢性、良性多发性肿块和胀痛为主症的病症，又称“乳痰”“乳核”，常见于中青年女性。

乳癖相当于西医学的乳腺小叶增生、乳房囊性增生、乳房纤维瘤等。

【病因病机】

本病多因郁怒伤肝，思虑伤脾，冲任失调，以致乳络气滞痰凝、血瘀凝聚成核；肝肾不足，冲任失调，致使气血瘀滞或脾肾阳虚痰湿内结，经脉阻塞而致乳房结块、疼痛，常伴月经不调。

【治疗】

1. 治则　以通络散结为主。肝郁者疏肝解郁；肝肾亏虚者补之；冲任失调者调理之。

2. 取穴

肝郁气滞：足临泣。

肝肾亏虚：照海。

冲任失调：照海、足临泣。

3. 操作　以火针点刺局部（乳房肿块）3～5针。以毫针扬刺乳癖局部，远端针取足临泣、照海穴，视虚实情况行补泻手法。

【贺普仁经验解析】

本病证分三型。肝郁气滞型多见于发育期青壮年，此时女子情绪波动较大，易于激动，故常易出现肝气郁滞，以致气血凝结而成此病，此证属实证，可取足临泣穴以刺之。足临泣为足少阳胆经穴，肝胆相表里，刺此穴可调节肝经气机，解郁除滞。肝肾亏虚型多见于中年及更年期妇女，此时女子因生育或劳累，加之体质素虚，可出现肝肾两亏之虚证，针足少阴肾经照海穴以补肾阴。冲任失调型多见于绝经期妇女，此时妇女因生理功能发生改变，常伴有多种症状，多呈现虚实夹杂之征象，故可取照海穴以补之、足少阳胆经足临泣穴以泻之，二穴一补一泻，具有调肝补肾之功；又因冲任之脉与肝肾经脉联系密切，故调补肝肾即调补冲任之脉。本病的局部征象为乳房内肿块，火针点刺肿块，有散结除滞之功，故刺之效佳。临床根据实际情况，三种证型均可以毫针远端取穴，配以火针点刺局部肿块，二者配合使用，临床效果更佳。

第十六节　脱肛

脱肛是直肠黏膜、肛管、直肠全层，甚至部分乙状结肠向下移位，脱出肛外的一种疾病。其特点是直肠黏膜及直肠反复脱出肛门外，伴肛门松弛，多见于儿童、老年人及妇女。

本病相当于西医学的肛管直肠脱垂。

【病因病机】

小儿气血未旺，中气不足，或年老体弱，气血不足，或妇女分娩过程中，耗力伤气，或慢性泻痢、习惯性便秘、长期咳嗽引起中气下陷，固摄失司，导致肛管直肠向外脱出。

【治疗】

1. 治则　升阳举陷。

2. 取穴

主穴：百会、长强。

配穴：久泻久痢所致者加灸百会；妇女生育过多者加灸气海。

3. 操作

（1）长强刺法：患者取屈膝翘臀位，针尖方向与骶骨平行，火针点刺长强，进针深度 0.2 ～ 0.3 寸，不留针。

（2）百会、气海毫针刺，补法。

【贺普仁经验解析】

脱肛一病，西医学称肛管直肠脱垂，尤其是当腹内压力增高时，直肠或肛管被挤出体外就产生脱垂。贺普仁教授认为此病属气虚下陷，升举无力，不能固摄而致脱肛，因此治疗应采用升补、固摄之法。百会为手足三阳、督脉之会，有升阳举陷的作用，临床应用时可针可灸，均有效。长强为督脉之气所发，足少阳、少阴之所结，有固摄升陷的作用，用火针点刺该穴，更加强其升阳之功。以上两穴可单独使用，亦可配伍治疗脱肛，有良效。

第九章 骨伤科疾病

第一节 项痹病

项痹病是颈项部经脉阻滞或失养所引起的以头颈部疼痛、活动不利，甚至肩背疼痛，或肢体一侧或两侧麻木疼痛，或头晕目眩，或下肢无力，步态不稳，甚至肌肉萎缩等为主症的病症。

本病相当于西医学的颈椎病。

【病因病机】

本病的发生与年老体衰、长期劳损、感受外邪或跌仆损伤等因素有关。基本病机是颈部寒湿痹阻，气滞血瘀或肝肾不足，筋骨肌肉失养。

【治疗】

1. 治则 舒筋骨，通经络。

2. 微通法

（1）取穴

主穴：大椎、大杼、养老、悬钟、后溪。

配穴：风寒湿型加外关、昆仑；气滞血瘀型加支沟、膈俞；痰湿阻络型加列缺、脾俞；肝肾不足型加命门、太溪；气血亏虚型加肺俞、膈俞。

（2）操作：毫针刺法，进针后施捻转或平补平泻手法，以得气为度。

3. 温通法

（1）取穴：颈夹脊穴、阿是穴（痛点及肌肉僵硬处）。

（2）操作：用中粗火针散刺 2 ～ 6 针，嘱患者保持局部清洁，避免针孔感染。

4. 强通法

（1）取穴：阿是穴（项部压痛点或阳性反应物）或相应穴位。

（2）操作：选用大小适当的火罐，局部拔火罐。

【贺普仁经验解析】

贺普仁教授认为本病的发生多因外伤劳损、感受寒湿、肝肾亏损、气血不足或闪挫扭伤等致气血失和，运行不畅或经脉阻滞，气滞血瘀，不通则痛，筋肌失养而不能约束骨骼和稳定关节以致产生“骨错缝，筋出槽”。

大椎乃颈项之门户，为督脉与手足三阳经交会穴，督脉为“阳脉之海”，总领诸阳经，可振奋督脉阳气，使气旺血行；大杼为八会穴之骨会，可舒筋骨、通经络；养老为手太阳经郄穴，有活血通络的作用；悬钟为八会穴之髓会，有补髓壮骨、通经活络的作用；后溪属手太阳小肠经，是八脉交会穴之一，与督脉相通。针刺颈夹脊穴可疏导经气，缓解疼痛。火针可温通经络；拔罐可以祛风解表，疏通经络，行气活血。

第二节　肩凝证

肩凝证是以肩部持续疼痛及活动受限为主症的疾病。因肩部活动受限明显，形同冻结凝固，故称“肩凝证”，又称“冻结肩”。

本病相当于西医学的肩关节周围炎。

【病因病机】

本病多由正气不足，营卫不固，风、寒、湿邪侵袭肩部经络，致使筋脉收引，气血运行不畅而成；或因外伤劳损，经脉滞涩所致。

【治疗】

1. 治则　疏风散寒祛湿，活血化瘀止痛。

2. 取穴

主穴：条口、听宫、阿是穴。

配穴：局部组织粘连等加膏肓；顽固者加关元；兼有风寒湿外感者加大椎。

3. 操作

（1）毫针刺法：深刺条口透承山，平补平泻法；听宫，平补平泻法；因劳损导致症状加重者，加刺健侧相应痛点。

（2）阿是穴（痛点或肌肉僵硬处）、膏肓火针快针法：用中粗火针散刺 2 ～ 6 针。

（3）关元艾灸 30 分钟，每日 1 次。

（4）大椎、阿是穴拔火罐。

【贺普仁经验解析】

贺普仁教授在治疗本病时，除了选取局部阿是穴外，其他组穴处方也颇有深意。听宫为手太阳小肠经穴，主通行十二经，并有祛风散寒之功；条口穴为足阳明胃经之穴，足阳明多气多血，针刺条口穴能鼓舞脾胃中焦之气，令其透达四肢，濡筋骨，利关节，通经脉，祛除留着之风寒湿邪，促使凝泣之经脉畅通；膏肓可扶助正气，治“诸虚百损”，又可疏通局部气血，祛除外邪，有攻补兼施之效，对顽固型患者有较好效果；灸关元旨在培补元阳之气；火针可以温其经脉，鼓舞人身的阳热之气，促进局部血液循环，疏通松解粘连组织；拔罐可以祛除外感之邪，疏通经络，活血祛瘀。三通法综合治疗，能扶正祛邪，通经活络，温经散寒，使症状迅速缓解。

第三节　腰痛

腰痛是以自觉腰部疼痛为主症的一类病症，又称“腰脊痛”。“腰为肾之府”，腰部经络失于温煦、濡养可导致腰痛。

西医学的腰椎间盘突出症、梨状肌损伤、坐骨神经痛、脊神经病变、腰椎关节病、腰肌病变、急性腰扭伤等可参考本节辨治。

【病因病机】

腰为肾之府，久劳伤及腰府，导致肾气亏虚，肾阴不足或阳气不振以致腰痛。久居潮湿冷凉之地，风寒之邪侵袭经脉，太阳不畅，经气失于濡养则发腰痛。劳累过力，闪挫扭伤，以致瘀血内停，阻滞经气，则气滞血瘀，经脉不通而痛。

【治疗】

1. 治则　益肾通络，益气活血，散寒除痹。

2. 取穴　肾俞、委中、养老、环跳、中空、阿是穴。

3. 操作　均用毫针刺法，酌情使用补泻手法。必要时加用灸法或火针点刺。

【贺普仁经验解析】

贺普仁教授认为，本病与少阴、太阳、少阳经脉关系密切。足少阴经筋“其病……在外者不能俯，在内者不能仰”；足太阳膀胱经“……抵腰中，入循膂，络肾，属膀胱”；少阳经主“厥逆……机关不利者，腰不可以行”，故治疗腰痛多取有关经脉的穴位。肾俞补肾壮腰；委中为太阳之合穴，四总穴之一，善治腰痛；养老为手太阳经郄穴，主治急性疼痛，“养老……疗腰重痛不可转侧，坐起艰难……”环跳有很强的通经活络作用，腰痛连及腿痛时取之；中空为经外奇穴，于命门穴下 3 寸、旁开 3 寸取穴，直刺 0.3 ～ 0.5 寸。《针灸大成·胜玉歌》有“腰痛中空穴最奇”，是贺普仁教授临床治疗腰痛常用穴位。

第四节　膝痹病

膝痹病是由风、寒、湿、热等引起的以膝部疼痛、屈伸不利为主症的病症。

本病相当于西医学的膝关节骨性关节炎。

【病因病机】

本病多因中年以后肾阳不足，复感风、寒、湿邪，阻滞经脉，不通则痛；或因肾虚骨弱髓减，或劳累过度，筋骨受损，气血受阻，筋脉凝滞，筋骨失养而发。

【治疗】

1. 治则 疏风行血，散寒通络，通关利节。

2. 取穴 鹤顶、犊鼻、内膝眼、足三里、阳陵泉、风市。

3. 操作 均用毫针刺法，施用平补平泻法。必要时加用灸法或火针点刺阿是穴。

【贺普仁经验解析】

贺普仁教授认为多种原因均可引起膝关节痛，为针灸临床常见病症。治疗首先要认清气血的关系。气为血帅，血为气母，此为气血之间的生理联系，而气行则血行，气滞则血滞，由此而产生“通则不痛”“以通为顺”的治疗大法。

本病或正虚或邪实，皆由外邪入侵，经脉气血不通而致。其中“风为百病之长”“寒为痛因之先”，说明了风寒之邪在本病的地位。基于上述认识，产生了疏风行血、散寒通络、通关利节的治疗法则。组方中除局部取穴以疏利关节外，还选取足三里以温阳益气、通经活络，共奏扶正祛邪止痛之功效。

第五节　肘劳

肘劳是以肘部局限性慢性疼痛为主症的疾病。本病多见于从事旋转前臂和屈伸肘关节的劳动者，如木工、钳工、水电工、矿工及网球运动员等。其发病多与慢性劳损有关，前臂长期反复做拧、拉、旋转等动作时，可导致肘部经筋的慢性损伤。

本病常见于西医学的肱骨外上髁炎、肱骨内上髁炎和尺骨鹰嘴炎等。

【病因病机】

肘劳病因主要为慢性劳损。前臂在反复做拧、拉、旋转等动作时，可使肘部的筋脉慢性损伤，迁延日久，气血阻滞，脉络不通，不通则痛。肘外部主要归手三阳经所主，故手三阳经筋受损是本病的主要病机。

【治疗】

1. 治则 养血荣筋，通经活络。

2. 取穴

主穴：阿是穴。

配穴：肘部痛甚加天井；臂肘麻木不仁加外关；病久顽固者可加冲阳。

3. 操作

（1）阿是穴用火针点刺。

（2）余穴毫针刺，补法。

【贺普仁经验解析】

贺普仁教授认为火针法治疗本病符合《灵枢》确立的经筋病“以痛为输”“燔针劫刺”的治疗原则。在其痛处取穴，垂直刺入，深达腱膜，通透深层筋脉，使局部血运通畅而病除。除应用火针外，其他温灸方法，如采用麦粒直接灸也有很好的疗效。病久顽固者，可配合毫针刺法，常用的穴位是冲阳。它是多气多血之足阳明胃经原穴，《铜人腧穴针灸图经》中记载了其可以治疗“肘肿”。

第六节　胶瘤

胶瘤是指于筋脉运动较多之处形成的团块，其外观形似瘤体，刺破后可挤出胶冻状液体，故中医谓之胶瘤。

本病相当于西医学的腱鞘囊肿。

【病因病机】

本病多与劳累有关，亦可因外伤、机械刺激所致。中医学认为血不荣筋，经脉阻滞为基本病机。经脉、经筋过度劳损或外伤，以致局部经气不畅，气血失养，痰湿流注于此，日久而成核，发为本病。

【治疗】

1. 治则　舒筋活络，化痰散结。

2. 取穴　阿是穴。

3. 操作　以粗火针速刺患处，挤压出囊肿内的胶冻状内容物。

【贺普仁经验解析】

贺普仁教授认为本病多发于筋脉运动较多之处，其外观形似瘤体，刺破后可挤出胶冻状液体，治疗应以火针行温通之法，助阳气以行气活血，消痰散结，畅通经脉，濡养筋脉而祛病。治疗中以火针点刺肿物后，应当尽量将肿物内液体排干净，以减少局部吸收，有利于尽快恢复。治疗期间患者应注意减少病灶处关节运动，勿接触脏水等。

第十章　五官科疾病

第一节　暴聋

暴聋以骤然感觉听力不同程度减退或听力丧失为主症，轻者称“重听”。

暴聋可见于西医学的多种疾病中，包括耳科疾病、脑血管病、高血压病、动脉硬化、贫血等。

【病因病机】

本病的发生与多种原因引起的耳窍闭塞有关。病因外有风热上受，客邪蒙窍，内有痰火、肝热蒸动浊气上壅，内因久病肝肾亏虚，脏气不足，或脾胃气弱，清阳不升，不能上奉清窍，病因颇为复杂。基本病机是邪扰耳窍或耳窍失养。

【治疗】

1. 治则　通利少阳，补肾平肝，通络开窍。

2. 取穴

主穴：听宫、翳风、中渚。

配穴：实证加合谷、太冲；虚证加太溪、筑宾。

3. 操作　毫针刺，实证用泻法，虚证用补法。

【贺普仁经验解析】

在古典医籍中，耳聋有多种名称，如暴聋、卒聋、虚聋等。因为耳鸣常与耳聋同时出现，且治疗又大致相同，故常相提并论。

耳鸣耳聋在临床上首先需辨证。从辨经角度认识，耳鸣耳聋多与手足少阳经有关。如三焦手少阳之脉“上项，系耳后，直上出耳上角……从耳后入耳中，出走耳前”；胆足少阳之脉“上抵头角，下耳后……从耳后入耳中，出走耳前”。从辨证角度认识，本病多分为虚实之证。虚证者，听力渐渐下降，日久成聋。“新聋多热，久聋多虚。”耳鸣呈高调如夏季之蝉鸣，经久不断，多为脏腑虚弱，如肝血不足、肾阴不足等。实证者，突发耳聋，耳鸣多呈低调，音响较大，如雷鸣、如击钟、如飞机起落等不尽相同，时作时止，多与风、火、郁等因素有关。治则分别为清肝泻火和补益肾精。听宫、翳风、中渚三个主穴均为阳经穴，可疏通耳部气血，止鸣复聪，可配四关穴清泻火热，开窍启闭；配太溪、筑宾滋阴补肾，肾精充足则耳窍得养。

第二节 鼻鼽

鼻鼽是以突然和反复发作的鼻痒、喷嚏、流清涕、鼻塞等为特征的一种常见、多发性鼻病，又称"鼽嚏"。本病可发生于任何季节，夏秋之交、秋冬之交或春季较为多发。

本病相当于西医学的变应性鼻炎。

【病因病机】

肺气虚弱，卫表不固，外邪袭肺，或肾脾气虚，致肺气虚弱，肺开窍于鼻，鼻窍失养或壅塞，均可致本病发作。

【治疗】

1. 治则 补肺祛邪，通利鼻窍。

2. 取穴

主穴：大椎、风门、肺俞、百会、上星、印堂、迎香、合谷。

配穴：脾虚加脾俞、胃俞；肾虚加肾俞、关元。

3. 操作 大椎、风门、肺俞火针点刺；余穴平补平泻，头面穴针尖朝向鼻部，以鼻部有酸胀感为宜。关元用灸法。

【贺普仁经验解析】

文献中多以艾灸或温针灸治疗本病，火针的记载很少。贺普仁教授认为，与传统的艾灸相比，火针热力不易散失，深入集中而透达，应用火针点刺，可振奋人体阳气，鼓舞卫气，固护肌表，提高人体免疫功能。

处方中的大椎、百会、上星属督脉穴，通调阳气；风门祛风散邪；背俞穴补益脏腑；印堂通利鼻窍；手阳明经行于合谷、止于迎香，合谷善治头面诸疾，迎香为鼻病必用之穴。

本病患者容易感冒，使症状反复发作而加重，要嘱患者加强体育锻炼，提高自身免疫力，注意生活起居，避受风寒，"正气存内，邪不可干"。

第三节 口疮

口疮是以发生在口腔内唇、舌、颊、上颚等处黏膜，表现为单个或多个溃疡为主症的疾病，也称为"口糜""口疳"。该疾病与进食辛辣食物、外感风火燥邪、久病劳损伤阴等因素有关，发病年龄一般为 10 ～ 30 岁，女性较多，一年四季均能发生。该病多有自限性，能在 10 天左右自愈，且具有周期性、复发性及自限性等特点。

本病多见于西医学的溃疡性口炎、复发性口疮等疾病中。

【病因病机】

口疮病因主要与进食辛辣厚腻食物、嗜饮醇酒，或外感火热之邪损伤阴津有关。心开窍于舌，脾经连舌本，肾经夹舌本，故与心、脾、肾三经关系密切，基本病机为脏腑热毒或虚火上炎。

【治疗】

1. 治则　清热泻火，养阴充液。

2. 取穴

主穴：劳宫、照海。

配穴：实证加内庭；虚证加太溪；实热证重者金津、玉液、四缝、劳宫放血。

3. 操作

（1）金津、玉液、四缝（双）、劳宫可用三棱针点刺出血。

（2）劳宫、照海毫针刺，行九六补泻法；太溪毫针刺，用补法；内庭毫针刺，用泻法。

【贺普仁经验解析】

贺普仁教授认为引起此病的关键原因有二，一是虚实之火耗伤阴液，二是虚实之火上炎于口，使得口内经络壅滞，经气不畅，造成局部失养，而发生糜烂溃疡。在治疗方面，贺普仁教授主张取穴宜少，尤善用劳宫、照海穴，根据虚实不同加用其他穴，如内庭穴常用于胃火熏蒸之实证。他强调施用手法以补泻，九六补泻是常用手法。在临床上，根据虚实不同，穴位不同，多采用此种捻转补泻的方法，即大指向前捻转九次为补，向后捻转六次为泻。在具体操作时，还要依据患者身体状况及穴位等不同，采用强刺激、中刺激、弱刺激。在选穴方面，总结贺普仁教授治愈的十几例口腔溃疡，发现绝大部分是针刺劳官、照海穴而获效且大多疗效迅速。劳宫为手厥阴心包络之荥穴，五行属火，刺此穴可清热泻火。从脏腑生理看，心包络为心之外围，可代心受邪，心开窍于舌，心主火，故刺劳宫为清热泻火之要穴；照海为足少阴肾经之穴，刺之可滋补肾水，以达“壮水之主，以制阳光”之效。从经脉循行看，肾经夹舌本而行，刺照海穴又可通经活络，荣养舌窍。内庭为足阳明胃经之荥穴，刺之可清泻胃火，配合金津、玉液、四缝、劳宫放血以泻血解毒。

第十一章 贺普仁用穴精粹

侠白：手太阴肺经穴

［定位］在臂前区，腋前纹头下 4 寸，肱二头肌桡侧缘处（图 11–1）。

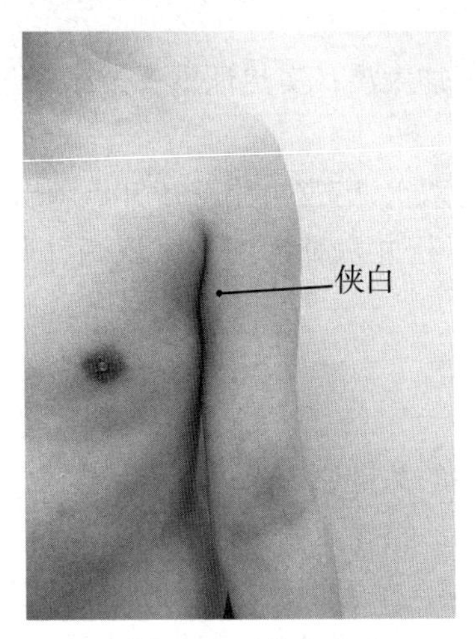

图 11–1 侠白穴

［主治］①咳嗽、气喘等肺系病证；②心痛，干呕；③上臂痛。贺普仁常用于治疗白癜风等。

［操作］直刺 0.5 ～ 1 寸。可用灸法。

［穴解］侠白为手太阴肺经穴位，故可治疗经脉循行部位的病证及肺系病证，如咳嗽、气喘、上臂痛等。《针灸大成》谓其“主心痛，短气，干呕逆，烦满”。《寿世保元》谓其“治赤白汗斑神法，或以针刺之出血亦已”。贺普仁治疗白癜风常灸侠白，配合火针点刺阿是穴、局部毫针围刺、肺俞放血拔罐。

本穴为手太阴肺经穴位，因肺主皮毛，白色应肺，故侠白有调理肺气、行气活血、养荣肌肤的作用。贺普仁临床常用于治疗白癜风等皮肤病。

［验案举例］李某，女，20 岁，左手背部生白斑 1 年，大小约 1cm×1cm，无痛、痒等不适感，曾外用多种药物无效。诊为白癜风，证属气血不调，肌肤失养。治以调和气血，荣养肌肤。治法：局部毫针围刺，灸侠白，每周 3 次。经 3 个月治疗后，症状缓解，皮肤如常。（首都医科大学附属北京中医医院针灸科贺普仁门诊病历）

臂臑：手阳明大肠经穴

［定位］在臂部，曲池上 7 寸，三角肌前缘处（图 11–2）。

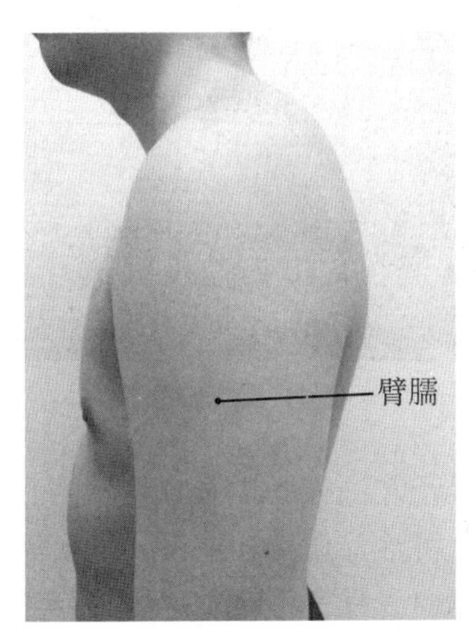

图 11–2　臂臑穴

［主治］①肩臂疼痛不遂、颈项拘挛等痹证；②瘰疬；③目疾。贺普仁常用于治疗眼疾、瘰疬等。

［操作］直刺或向上斜刺 0.8 ～ 1.5 寸。

［穴解］臂臑为手阳明经穴，故可治疗经脉所循病证，如肩臂疼痛、颈项拘急等。《针灸大成》谓其“主寒热臂痛，不得举，瘰疬，颈项拘急”。贺普仁治疗瘰疬常配肩井、曲池透臂臑。

本穴为手阳明、手足太阳、阳维交会穴。阳明经多气多血，手阳明之络脉入耳中与耳目所聚集的经脉（宗脉）会合；手足太阳经交会于睛明；阳维起于金门，沿足少阳循经上行，过臂臑后复沿手足少阳经上头，交于治疗眼疾的阳白、头临泣、目窗、风池等穴，故本穴善治多种眼疾。贺普仁治疗眼疾常配听宫、养老等穴。

［验案举例］阎某，女，11 岁，外伤后左眼斜视两个月。两个月前外伤后造成颅底骨折，左耳膜破裂，左眼向内斜视，视物成双，伴有听力下降。舌淡红，苔薄白，脉细数。证因外伤致瘀血内存，经络阻滞，目失所养引起。治以活血化瘀，通调经络，养睛明目。治法：毫针刺听宫、臂臑。先补后泻。每周 3 次，治疗 1 个月后复查，双眼球位置基本正常，复视消失。（首都医科大学附属北京中医医院针灸科贺普仁门诊病历）

天枢：足阳明胃经穴；大肠之募穴

［定位］在腹部，横平脐中，前正中线旁开 2 寸（图 11–3）。

［主治］①腹痛、腹胀、便秘、泄泻、痢疾等胃肠病证；②月经不调、痛经等妇科病证。贺普仁常用于治疗脾胃不足、邪滞阳明之面痛。

［操作］直刺 1 ～ 1.5 寸。

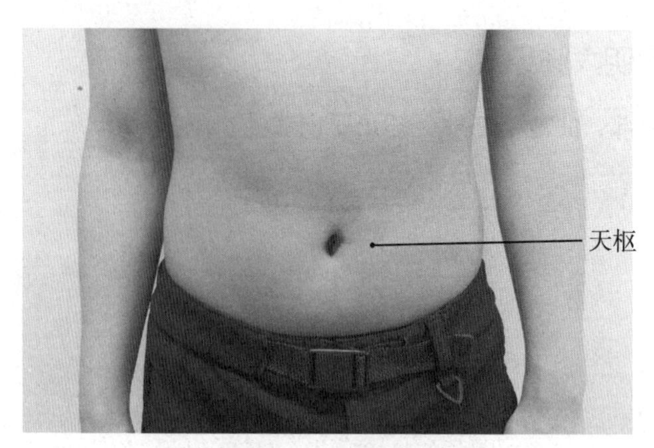

图 11-3 天枢穴

［穴解］天枢为足阳明胃经穴、大肠之募穴，故可治疗胃肠病证，如腹痛、腹胀等；天枢具有双向调整作用，可治疗便秘、泄泻、痢疾等。《针灸大成》谓其治“妇人女子癥瘕，血结成块，漏下赤白，月事不时”。足阳明经循颜面而行，天枢可治疗面部病症。《备急千金要方》有其治疗“面肿”的记载，临床可用于治疗脾胃不足、邪滞阳明之面痛。

［验案举例］刘某，女，44 岁，左侧面痛 3 年。左侧面部疼痛，呈烧灼样、电击样窜痛，说话、刷牙等均可诱发疼痛，纳差，夜寐不安，小便可，大便时稀。面色萎黄，舌淡，苔薄白，脉沉细。诊为“三叉神经痛”，证属脾胃虚弱，阳明壅滞。治以调和脾胃，疏利阳明。治法：毫针刺天枢，补法，面部扳机点用细火针点刺，不留针。隔日治疗 1 次。治疗 15 次后，疼痛消失。（首都医科大学附属北京中医医院针灸科贺普仁门诊病历）

伏兔：足阳明胃经穴

［定位］在股前区，髌底上 6 寸，髂前上棘与髌底外侧端的连线上（图 11-4）。

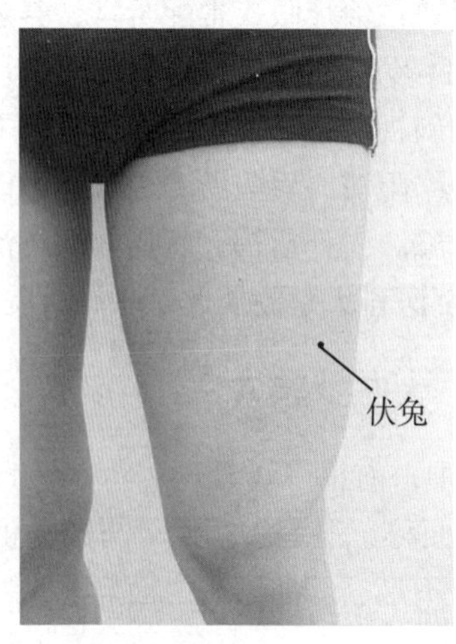

图 11-4 伏兔穴

［主治］①下肢痿痹、腰痛、膝冷等腰及下肢病证；②疝气；③脚气。

［操作］直刺 1 ～ 2 寸。可用火针点刺。贺普仁常采用跪姿取穴。

［穴解］伏兔穴归阳明经，阳明多气多血，故可治疗血脉闭阻不通，经络运行受阻之半身不遂、痹证、痿证、膝冷、疝气、脚气等病症。《甲乙经》说："寒疝下至腹腠，膝腰痛如清水，大腹诸疝，按之至膝上，伏兔主之。"

贺普仁常令患者采取跪姿进行针刺。《针灸大成》说："膝上六寸起肉，正跪坐而取之。"采取这种特定的姿势后股四头肌可隆起，便于取穴和操作，利于准确定位和得气。

［验案举例］张某，女，35 岁，右下肢疼痛 1 周，向足部窜痛，咳嗽、用力及变换姿势时疼痛加重，行走困难，伴有腰酸乏力、怕凉，经服活血止痛类的中成药，效果不显。诊为腰椎间盘突出，证属肾气不足，气血瘀滞。治以补肾益气，行气活血。治法：伏兔跪刺，留针 20 分钟，起针后，俯卧刺肾俞穴，并加艾盒灸。治疗 5 次，疼痛消失。（首都医科大学附属北京中医医院针灸科贺普仁门诊病历）

听宫：手太阳小肠经穴

［定位］在面部，耳屏正中与下颌骨髁状突之间的凹陷中（图 11–5）。

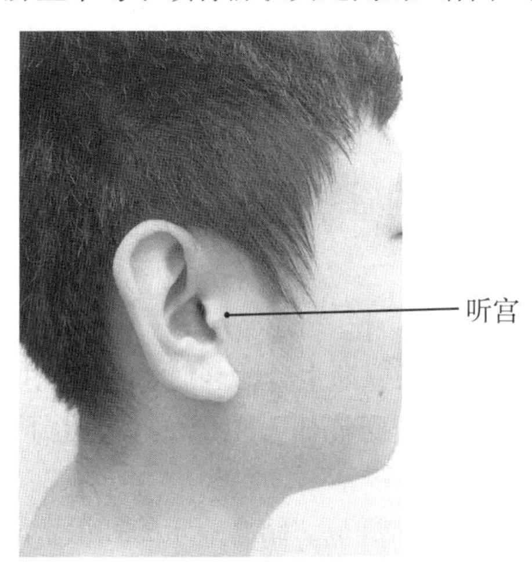

图 11–5　听宫穴

［主治］①耳鸣、耳聋、聤耳等耳疾；②齿痛。贺普仁还用于治疗肩背痛、眼疾、失音等。

［操作］张口，直刺 1 ～ 1.5 寸。可用火针点刺。

［穴解］听宫穴为手足少阳、手太阳的交会穴，针之可调三经经气，故可治疗诸经脉所循病症，如耳疾、肩背痛、眼疾、落枕等。《针灸大成》谓其"主失音，癫疾，心腹满，聤耳，耳聋如物填塞无闻，耳中嘈嘈侬侬蝉鸣"。

贺普仁治疗眼疾常配臂臑、养老等穴，治疗失音常配液门穴，治疗落枕时常用火针点刺听宫穴。

［验案举例］王某，男，40 岁，右项背疼痛 7 天。夜间睡眠时受凉，晨起出现右侧

肩项部疼痛，头颈不能转侧，食欲不佳，睡眠差，二便正常。诊为落枕，证属卫外不固，风寒阻络。治以疏风定痛。治法：毫针刺听宫。针 2 次后痊愈。（首都医科大学附属北京中医医院针灸科贺普仁门诊病历）

养老：手太阳小肠经郄穴

［定位］在前臂后区，腕背横纹上 1 寸，尺骨头桡侧凹陷中（图 11–6）。

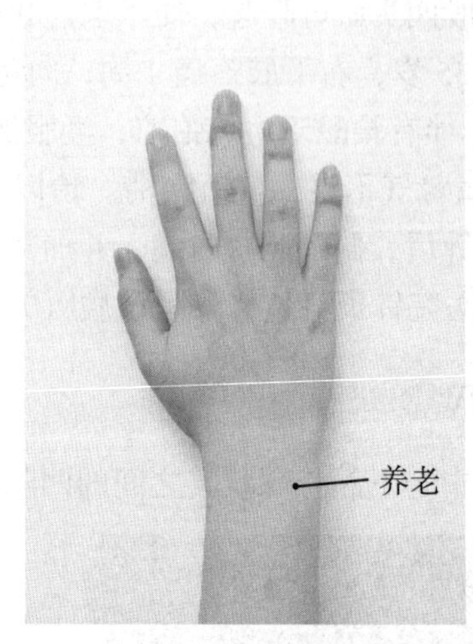

图 11–6　养老穴

［主治］①目视不明；②肩、背、肘、臂酸痛。贺普仁常用于治疗急、慢性腰腿痛及眼疾等。

［操作］直刺或斜刺 0.5 ～ 0.8 寸。可用灸法。

［穴解］养老为手太阳之郄穴，郄主急性疼痛。《类经图翼》云其“疗腰重痛不可转侧，起坐艰难，及筋挛，脚痹不可屈伸”。太阳经贯通上下，达于四肢，与督脉、阳跷脉、阳维脉相交会。

贺普仁单取养老治疗急慢性腰腿痛，结合一定的补泻手法，手到病除，立竿见影。《铜人》说其亦“治目视不明”。养老也是贺普仁治疗眼疾的重要穴位。

［验案举例］赵某，女，56 岁，腰及右下肢放射性疼痛 3 个月。站立 3 分钟以上即出现腰及右下肢疼痛麻木，伴腰膝酸软，纳眠可，二便调。腰部 CT 示腰椎间盘突出症。经休息月余未见缓解。舌暗，苔白，脉沉细。诊为腰椎间盘突出症，证属肝肾不足，筋脉失养。治以滋补肝肾，通经活络。贺普仁即取养老穴，用龙虎交战补泻手法，同时嘱患者活动腰部，行针过程中患者即感疼痛明显减轻，嘱继续活动腰部及右下肢，1 个小时后，患者疼痛明显减轻，可自己走出诊室。（首都医科大学附属北京中医医院针灸科贺普仁门诊病历）

委中：足太阳膀胱经合穴；膀胱之下合穴

［定位］在膝后区，腘横纹中点（图 11–7）。

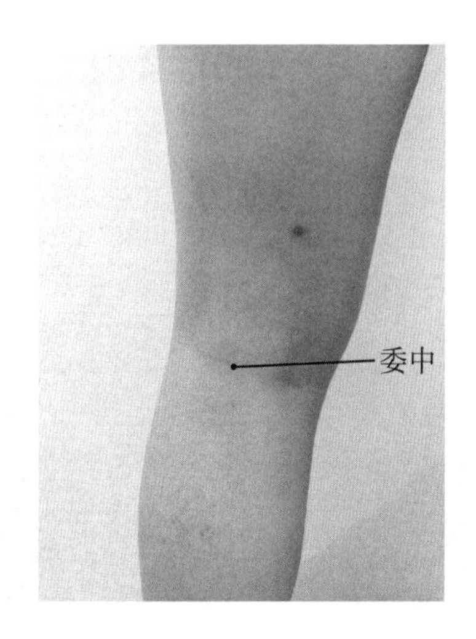

图 11–7　委中穴

［主治］①腰背痛、下肢痿痹等腰及下肢病证；②腹痛、急性吐泻等急症；③瘾疹、丹毒；④小便不利、遗尿。贺普仁常用于治疗湿疹、银屑病、丹毒等多种皮肤病。

［操作］直刺 1 ～ 1.5 寸，或用三棱针点刺腘静脉出血。

［穴解］委中为足太阳膀胱经下合穴，故可治疗经脉所循病证，如腰痛、腘筋挛急、下肢痿痹、遗尿等。《类经图翼》说："……头重转筋，腰脊背痛，半身不遂，遗溺，小腹坚，风痹髀枢痛膝痛，足软无力。凡肾与膀胱实而腰痛者，刺出血妙，虚者不宜刺，慎之。此穴主泻四肢之热。委中者，血郄也，凡热病汗不出，小便难，衄血不止，脊强反折，瘛疭癫疾，足热厥逆不得屈伸，取其经血立愈。"

委中为足太阳经合穴，"合治内腑""委中者，血郄也"，采用三棱针放血可清泄里热、凉血解毒，故用于治疗多种皮肤病。

［验案举例］张某，女，20 岁，腹部脱屑丘疹 3 年余，并逐渐扩大到全身多处，以腹部和腋下为重，稍痒，纳食可，夜寐欠安，二便调。舌质红，苔黄，脉滑。证属风邪侵袭，气滞血瘀。治以祛风止痒，行气活血。治法：取委中、耳背青筋，以三棱针缓刺放血。治疗 3 次后，痒感明显减轻，6 次后鳞屑减少，12 次后痒止，丘疹完全消失。（首都医科大学附属北京中医医院针灸科贺普仁门诊病历）

膏肓：足太阳膀胱经穴

［定位］在脊柱区，第 4 胸椎棘突下，后正中线旁开 3 寸（图 11–8）。

［主治］①咳嗽、气喘、肺痨等肺系虚损病证；②健忘、遗精、盗汗、羸瘦等虚劳诸证；③肩胛痛。贺普仁常用于治疗肩凝证及咯血等。

［操作］斜刺 0.5 ～ 0.8 寸，可灸或火针点刺。

［穴解］膏肓为足太阳膀胱经穴，善治诸虚百损。《医宗金鉴》谓其"主治诸虚百损，五劳七伤，身形羸瘦，梦遗失精，上气咳逆，痰火发狂，健忘，怔忡，胎前、产后劳瘵、传尸等证"。故贺普仁常用于治疗久病不愈、气血俱虚之肩凝证、咯血等。

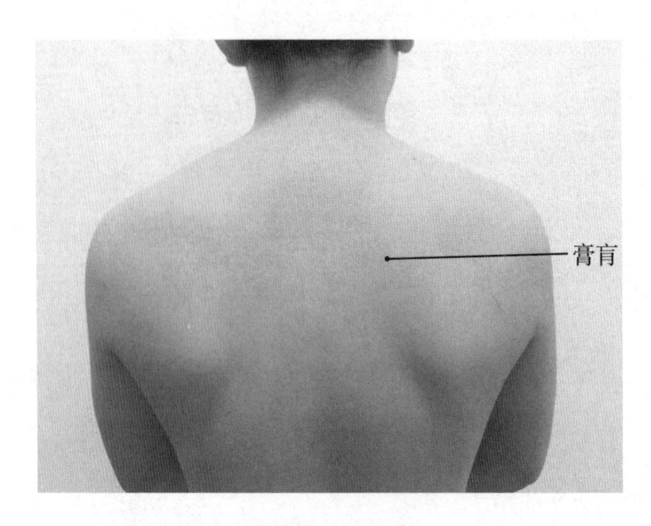

图 11-8 膏肓穴

贺普仁治疗咯血症常配孔最穴，治疗肩凝证常配毫针深刺条口穴，刺时沿肩胛骨后缘向肩部刺入 2～3 寸深，使肩周产生酸麻胀感。

[验案举例] 张某，男，45 岁，右肩关节周围疼痛 10 余年，抬举困难，穿脱衣服受限，当臂外展时疼痛尤甚，遇风寒则疼痛加重。曾经中西医多方治疗未愈，食欲欠佳，眠可，大便调，小便清长。舌苔薄白，脉沉细。诊为肩周炎，证属正气不足，邪入经络。治以扶正祛邪，通经活络。取穴：膏肓。治法：从肩胛骨后缘向肩部斜上刺，补法。火针点刺局部痛点数针。经过 40 次治疗后，疼痛明显减轻，可自己穿脱衣服。（首都医科大学附属北京中医医院针灸科贺普仁门诊病历）

阳池：手少阳三焦经原穴

[定位] 在腕后区，腕背侧远端横纹上，指伸肌腱的尺侧缘凹陷中（图 11-9）。

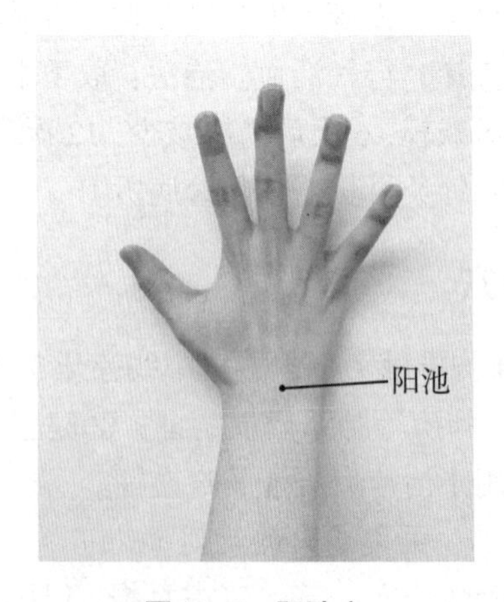

图 11-9 阳池穴

[主治] ①目赤肿痛、耳聋、喉痹等五官病证；②消渴、口干；③腕痛、肩臂痛。

贺普仁常用于治疗失眠、消渴口干等。

［操作］直刺 0.3 ～ 0.5 寸。

［穴解］阳池为手少阳经原穴，故可治疗经脉所循病证，如腕痛、肩臂痛、耳聋及喉痹等；原穴是脏腑原气经过和留止的部位，针阳池穴可通利三焦水液，使之输布如常，故可治疗消渴口干病症；针阳池可疏通少阳，调理气机，气血津液得调，心神得安，故可治疗失眠。《针灸大成》谓其“主消渴，口干烦闷，寒热疟，或因折伤，手腕捉物不得，肩臂痛不得举”。

［验案举例］郭某，女，31 岁，失眠半年。入睡困难，辗转不安，需服安眠药方能入睡 3 小时左右，伴口干，大便干，纳食可。舌淡红，苔薄白，脉细滑。诊为失眠，证属阴亏液耗，津不上承，心神失养。治以养阴安神。刺法：毫针刺阳池。治疗 3 次后，患者感觉心中舒畅，已能入睡，但夜间仍睡眠不实，口干稍有好转。经 10 余次治疗，口干、大便干结等症状消失，大便每日 1 次，夜眠安好。（首都医科大学附属北京中医医院针灸科贺普仁门诊病历）

环跳：足少阳胆经穴

［定位］在臀区，股骨大转子最高点与骶管裂孔连线的外 1/3 与内 2/3 交点处。

［主治］腰胯疼痛、下肢痿痹等腰腿疾患。贺普仁还用于治疗遗精、阳痿等。

［操作］直刺 2 ～ 3 寸。可用火针点刺。

［穴解］环跳为足少阳、足太阳经交会穴，故可治疗经脉所循病症，如半身不遂、下肢痿痹、腰膝痛等。《针灸大成》谓其“主冷风湿痹不仁，风疹遍身，半身不遂，腰胯痛蹇，膝不得转侧伸缩”。

足少阳胆经“循胁里，出气街，绕毛际，横入髀厌中”，足少阳经别“绕髀入毛际，合于厥阴”，而足厥阴肝经“入毛中，环阴器”。环跳穴通过相表里的足厥阴肝经和足少阴肾经的联系，可治疗遗精、阳痿等病症。针刺时，以 4 寸毫针刺入环跳 3.5 寸，针尖朝向阴部方向，针感传至少腹或会阴。

［验案举例］孙某，男，28 岁，自 24 岁起开始遗精，最近新婚发现阴茎不能勃起，难以完成性交。纳食可，二便调。面黄，舌淡红，苔薄白，脉滑，两尺脉弱。诊为阳痿，证属肾气不足。治以益气补肾。治法：毫针刺环跳。刺入一定深度时，出现触电样感觉，向阴茎放射。针刺当晚阴茎勃起，性交成功，治疗 2 次收功而结束治疗。（首都医科大学附属北京中医医院针灸科贺普仁门诊病历）

丘墟：足少阳胆经原穴

［定位］在踝区，外踝的前下方，趾长伸肌腱的外侧凹陷中（图 11–10）。

［主治］①目赤肿痛、目翳等目疾；②颈项痛、腋下肿、胸胁痛、外踝肿痛等症；③足内翻、足下垂。贺普仁常用于治疗肝胆疾病。

［操作］直刺 0.5 ～ 0.8 寸。可用火针点刺。贺普仁常采用透刺法。

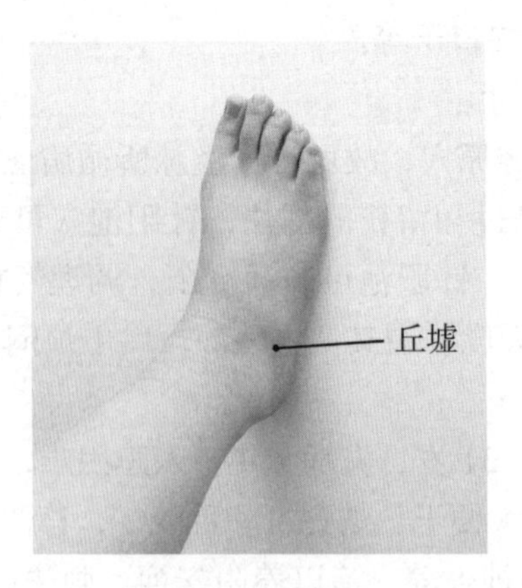

图 11–10　丘墟穴

［穴解］丘墟为足少阳胆经穴，故可治疗经脉所循病症，如目赤肿痛、颈项痛、胸胁痛、外踝肿痛、足内翻、足下垂等。《增订铜人腧穴针灸图经》谓其“治胸胁满痛不得息，久疟，振寒，腋下肿，痿厥坐不能起，髀枢中痛，目生翳膜……”。

现代临床的脂肪肝、胆囊炎、胆结石等病，从经络辨证而言，贺普仁认为属于足厥阴肝经及足少阳胆经病变，故常选取胆经原穴丘墟。操作时以 3 寸毫针从丘墟向照海透刺，以透至照海皮下为度，一针透两穴有疏肝利胆、疏肝解郁、调气止痛的作用。

［验案举例］王某，女，50 岁，右胁下间歇疼痛 3 年，疼痛常向右肩胛处放射。1985 年突发高热，寒战不已，B 超检查发现胆囊内有众多的光团，大小 0.5 ～ 0.8cm 不等。诊为胆囊结石合并胆囊炎，住院治疗。约 15 天后热退，但局部疼痛无明显变化，建议手术摘除。患者因惧怕手术而出院，曾服用多种利胆消炎等药物，也曾用耳针、耳豆治疗，效果不佳。1986 年胆囊造影仍有众多结石，经常低热，37.5℃左右，纳食差，性易急躁，尿黄，大便可。舌暗红，苔白，脉细弦。证属肝郁不舒，胆道不利。治以疏肝利胆，通经活络。刺法：毫针刺丘墟透照海，以透至照海皮下为度，施用泻法，每次留针 20 分钟，隔日治疗 1 次。针 8 次后体温恢复正常，右胁及右肩背痛减，食欲增加，乏力消失，精神好转，继续治疗。约 15 次治疗时，胁部疼痛完全消失，周身各种不适感均消失。X 线显示：胆囊内仅余 0.8cm 结石两个，其余均已排尽。（首都医科大学附属北京中医医院针灸科贺普仁门诊病历）

足临泣：足少阳胆经输穴；八脉交会穴（通于带脉）

［定位］在足背，第 4、5 跖骨底结合部的前方，第 5 趾长伸肌腱外侧凹陷中（图 11–11）。

［主治］①偏头痛、目赤肿痛、胁肋痛、足跗痛等痛证；②月经不调、乳少、乳痈；③疟疾；④瘰疬。贺普仁常用于治疗溢乳、乳痈等。

［操作］直刺 0.3 ～ 0.5 寸。

［穴解］足临泣为足少阳胆经穴，故可治疗经脉所循病症，如头痛、目外眦痛、胁

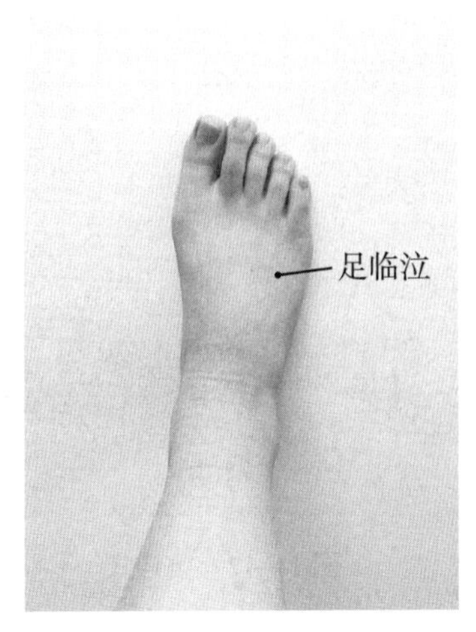

图 11-11 足临泣穴

胁痛等。《医宗金鉴》说："中风手足举动难，麻痛发热筋拘挛，头风肿痛连腮项，眼赤而痛合头眩。齿痛耳聋咽肿症，游风瘙痒筋牵缠。腿疼胁胀肋肢痛，针入临泣病可痊。"

足临泣是八脉交会穴，通于带脉，而带脉"起于季胁，回身一周"，约束全身纵行经脉，与冲、任、督脉关系密切，所以带脉亦能影响妇女的经、孕、胎、产、乳。《针灸大成》谓其"主胸中满……乳痈"。故贺普仁教授常用于治疗溢乳、乳痈等，在治疗乳痈时常配合火针点刺局部阿是穴。

[验案举例 1] 陈某，女，30 岁，月经量少伴溢乳两年。患者月经量少，每次持续两天，伴溢乳，挤压乳房时乳汁便从乳内溢出，色白，无乳房疼痛。到某医院就诊，查泌乳素正常，做乳房超声除发现双侧轻度乳腺增生外，未见其他异常。行头部 MRI 检查，未见异常，考虑为内分泌失调，未予药物治疗。舌淡苔白，脉沉细。治法：毫针刺足临泣。仅治疗 1 次后，溢乳量已明显减少，共治疗 5 次而愈。（首都医科大学附属北京中医医院针灸科贺普仁门诊病历）

[验案举例 2] 张某，女，23 岁，右侧乳房肿块 3 个多月。洗澡时发现右侧乳房有肿块，大小约 1.5cm×2cm，表面光滑，可移动。时有乳房胀痛，尤以月经前明显，有时性急胸闷，纳可，眠安，二便调。舌淡红，苔薄白，脉细。证属肝郁气滞，气血凝结。治以疏肝解郁，行气活血。刺法：以毫针刺足临泣，施泻法，留针 30 分钟，隔日治疗 1 次。患者针后即自觉胸部舒畅。针刺 3 次后，肿块减小，共治疗 10 余次，肿块消失。（首都医科大学附属北京中医医院针灸科贺普仁门诊病历）

蠡沟：足厥阴肝经络穴

[定位] 在小腿内侧，内踝尖上 5 寸，胫骨内侧面的中央（图 11-12）。

[主治] ①月经不调、赤白带下、阴挺、阴痒等妇科病证；②小便不利；③疝气、睾丸肿痛；④足胫疼痛。贺普仁常用于治疗阴痒。

[操作] 平刺 0.5 ～ 0.8 寸。

[穴解] 蠡沟为足厥阴肝经络穴，《灵枢·经脉》谓其"……循股阴，入毛中，环

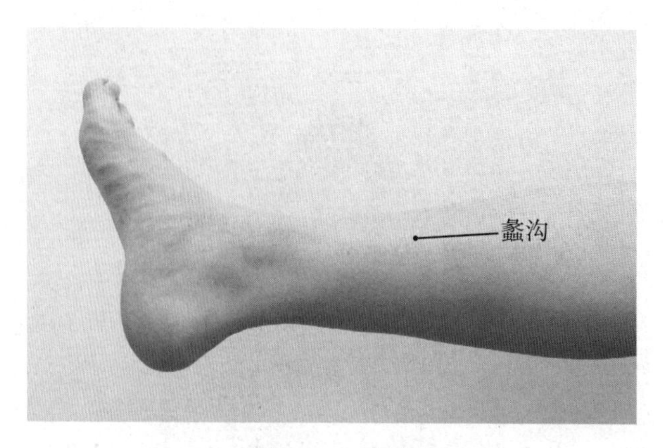

图 11-12　蠡沟穴

阴器，抵小腹……”又说“其别者，循胫上睾结于茎。其病气逆则睾肿卒疝。实则挺长，虚则暴痒，取之所别也”。故针之可治疗月经不调、阴挺、阴痒、睾丸肿痛等病症。

贺普仁常配委中点刺放血治疗阴痒实证，配中极、三阴交治疗阴痒虚证。

［验案举例］杨某，女，56 岁，阴部瘙痒两年余。阴部时有痒痛，坐卧不安，带下量多，色黄，质稠气臭，心烦胸闷，口苦而腻，脘闷纳呆，诊为阴道炎，予外洗药无效。舌暗红，苔黄腻，脉弦数。证属肝经湿热下注。治以疏肝利湿止痒。刺法：毫针刺蠡沟穴，针尖向上斜刺 2 寸，施提插捻转泻法，使针感向大腿内侧放射；委中穴用三棱针点刺放血并拔罐。共治疗 10 次，瘙痒感明显减轻。（首都医科大学附属北京中医医院针灸科贺普仁门诊病历）

阴廉：足厥阴肝经穴

［定位］在股前区，气冲直下 2 寸。

［主治］①月经不调、带下；②少腹痛。贺普仁常用于治疗不孕症。

［操作］直刺 0.8 ～ 1.5 寸。

［穴解］阴廉为足厥阴肝经穴位，肝经与任脉交会于中极、关元，任脉起于胞中，“主胞胎”。《临证指南医案》认为“女子以肝为先天”，故本穴常用于治疗妇科疾病，尤其是不孕症的治疗。

贺普仁常采用灸阴廉穴治疗不孕症，并配合针刺关元、归来、三阴交等穴。

［验案举例］杨某，女，37 岁，结婚 7 年未孕。月经周期 35 天左右，经量中等，经色黯，夹有血块，经前胸胁胀满。平素性情急躁，食欲尚可，容易出现腹胀、便溏。舌淡暗，苔薄白，脉弦细。诊断为不孕症，证属气滞血瘀夹痰湿，闭阻胞宫。刺法：大艾炷直接灸阴廉穴，5 ～ 7 壮，泻法。灸完一侧，再灸另一侧。每日 1 次，10 次为 1 个疗程，疗程间休息 5 天。灸 8 次后，患者月经来潮，色泽转好，且经前症状减轻，继续灸至下一个月经周期，月经未至，经检查，患者已经怀孕，停止治疗。后足月顺产一男婴。（首都医科大学附属北京中医医院针灸科贺普仁门诊病历）

长强：督脉络穴

［定位］在会阴区，尾骨下方，尾骨端与肛门连线中点处。

［主治］①腹泻、痢疾、便秘、便血、痔疮、脱肛等肠腑病证；②癫狂痫；③腰脊和尾骶疼痛。贺普仁常用于治疗特发性震颤。

［操作］紧靠尾骨前面斜刺 0.8 ～ 1 寸。不宜直刺，以免伤及直肠。

［穴解］长强为督脉络穴，而督脉上至风府，入属于脑，故针长强可治疗督脉所循病证、神志病及局部肛肠病证。《针灸大成》谓其“主肠风下血，久痔瘘，腰脊痛，狂病，大小便难，头重，洞泄，五淋，疳蚀下部，小儿囟陷，惊痫，瘛疭，呕血，惊恐失精，瞻视不正”。

《灵枢·经脉》说：“督脉之别，名曰长强……实则脊强，虚则头重，高摇之，夹脊之有过者，取之所别也。”故贺普仁常取长强治疗摇头风（特发性震颤）。

［验案举例］裴某，女，56 岁，头部不自主摇动数年，不能自制，病情时轻时重，多在恼怒及情绪波动时加重。曾在某医院神经内科诊断为“脑动脉硬化症”。近几个月加重，终日头摇不停，不能自制。曾服用平肝息风类中药治疗无效，时常伴轻度头晕，稍有烦躁。纳眠可，二便正常。舌淡红，苔白，脉弦滑。证属肾阴不足，水不涵木，督脉失畅，虚风内动。治以滋阴涵木，养阴息风，通达督脉。刺法：取长强穴，以 4 寸毫针沿尾骨端前缘刺入，行以捻转补法，不留针，得气即出。初诊后患者感到头部摇动次数明显减少，精神集中时，自己可以控制发作程度。二诊后症状继续减轻，每天仅摇动 2 ～ 3 次，且摇动幅度明显减轻。继续治疗，取穴、刺法不变。五诊治疗后，头摇停止，临床告愈。（首都医科大学附属北京中医医院针灸科贺普仁门诊病历）

风府：督脉穴

［定位］在颈后区，枕外隆凸直下，两侧斜方肌之间凹陷中（图 11–13）。

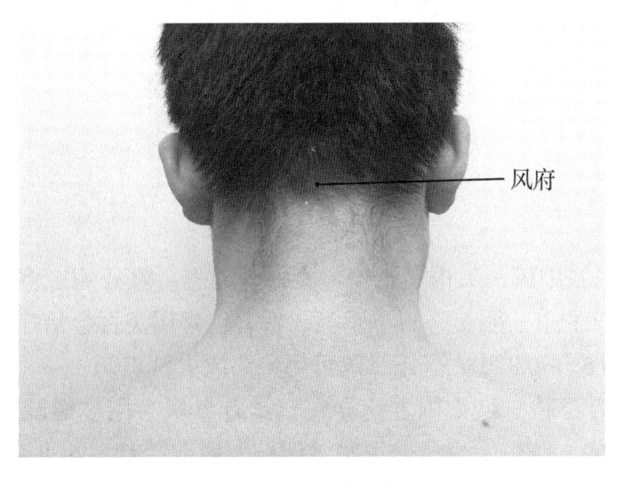

图 11–13　风府穴

［主治］①中风、癫狂痫、癔症等神志病；②头痛、眩晕、颈项强痛、咽喉肿痛、失音、目痛、鼻衄等头颈、五官病症。贺普仁还用于治疗膝痛等。

［操作］向下颌方向缓慢刺入 0.5 ～ 1 寸。或用火针点刺。不可向上深刺，以免伤及延髓。

［穴解］《难经·二十八难》说："督脉者，起于下极之俞，并于脊里，上至风府，入属于脑。"风府为督脉穴，针之可治疗督脉所循病症及神志疾病。

《素问·疟论》说："夫子言卫气每至于风府，腠理乃发，发则邪气入，入则病作……中于手足者，气至手足而病。卫气之所在与邪气相合，则病作。"风府可鼓舞阳气，散风祛邪，针之可治疗由阳气不足，外邪侵袭引起的肢体关节疼痛等症。临证时亦可配合火针点刺局部。

［验案举例］夏某，女，42 岁，双膝疼痛 2 月余。2 个月前曾蹚水过河，水没膝盖且冰凉，后一直双膝疼痛，怕凉，畏风，遇冷痛甚。纳食可，夜寐安，二便调。舌淡，苔薄白，脉沉细。证属寒邪内蕴，阳气不足。治以振奋阳气，散寒逐邪。刺法：风府以毫针刺，平补平泻。阿是穴以火针点刺。隔日治疗 1 次。治疗 2 次后，双膝疼痛已明显减轻，怕冷、畏风等症状也有所好转。治疗 6 次后，膝部已不觉疼痛。（首都医科大学附属北京中医医院针灸科贺普仁门诊病历）

百会：督脉穴

［定位］在头部，前发际正中直上 5 寸（图 11–14）。

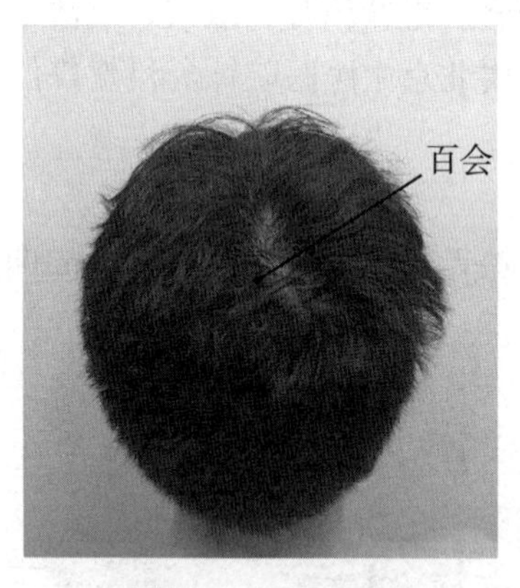

图 11–14　百会穴

［主治］①痴呆、中风、失语、瘛疭、失眠、健忘、癫狂痫、癔症等神志病；②头痛、眩晕、耳鸣；③脱肛、阴挺、胃下垂等。贺普仁常用灸百会治疗小儿夜啼等。

［操作］平刺 0.5 ～ 0.8 寸。升阳举陷可用灸法或火针点刺。

［穴解］百会为督脉与足太阳之交会穴，具有息风潜阳、醒脑安神、益气升阳之效，针之可治疗头痛、眩晕、中风、失眠、癫狂及脱肛等症。小儿夜啼多因正气未充，心气怯弱，心神不宁而致，灸百会可益气宁神。《增订铜人腧穴针灸图经》谓其"治小儿脱肛久不瘥，风痫，中风，角弓反张，或多哭，言语不择，发即无时，盛则吐沫，心

烦，惊悸，健忘，痎疟，耳鸣，耳聋，鼻塞不闻香臭”。

贺普仁治疗脱肛常配长强穴。

［验案举例］刘某，男，26岁，脱肛20年。患者6岁时患痢疾久泻不止，导致肛门脱出，多方治疗未愈。工作后，脱肛渐渐加重，大便带血，用力后肛门脱出不能回纳，疼痛严重，不能下蹲。食欲一般，大便正常，常带有鲜血。舌淡，苔白，脉细。证属脾阳不振，中气下陷。治以升阳举陷。刺法：以艾卷灸百会，每次30分钟，补法。中粗火针速刺长强。治疗4次脱肛消失，未再复发。（首都医科大学附属北京中医医院针灸科贺普仁门诊病历）

神庭：督脉穴

［定位］在头部，前发际正中直上0.5寸（图11-15）。

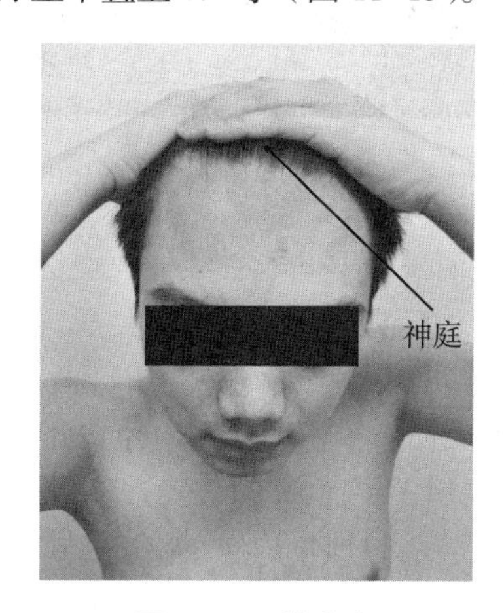

图11-15 神庭穴

［主治］①癫狂痫、失眠、惊悸等神志病；②头痛、目眩、目赤、目翳、鼻渊、鼻衄等头面、五官病症。贺普仁常用于治疗眩晕病。

［操作］平刺0.5～0.8寸。

［穴解］头为诸阳之会，脑为元神之府，神庭为督脉穴，是督脉与足太阳、阳明经交会穴，故可治疗头面五官疾病及神志病。《针灸大成》谓其“主登高而歌，弃衣而走，角弓反张，吐舌，癫疾，风痫，目上视不识人，头风目眩，鼻出清涕不止，目泪出。惊悸不得安寝，呕吐烦满。寒热头痛，喘渴”。

贺普仁常灸之治疗各型眩晕，轻者只灸神庭，重者辨证配伍其他穴位，留针期间灸神庭。

［验案举例］陈某，女，54岁，头晕两月余，阵发性加重，劳累则加重，重时头晕目眩，如坐舟车，不能行走，耳鸣，恶心欲吐。纳差，大便溏薄。舌淡胖，边有齿痕，脉沉细。证属脾虚，气血化源不足，头窍失养。刺法：温和悬灸神庭穴，以局部有灼热感为度，灸30分钟，配合针刺中脘、风池。治疗后，患者自觉头目清爽。共治10次，眩晕未再发作。（首都医科大学附属北京中医医院针灸科贺普仁门诊病历）

中脘：任脉穴；胃之募穴；八会穴之腑会

［定位］在上腹部，脐中上 4 寸，前正中线上（图 11–16）。

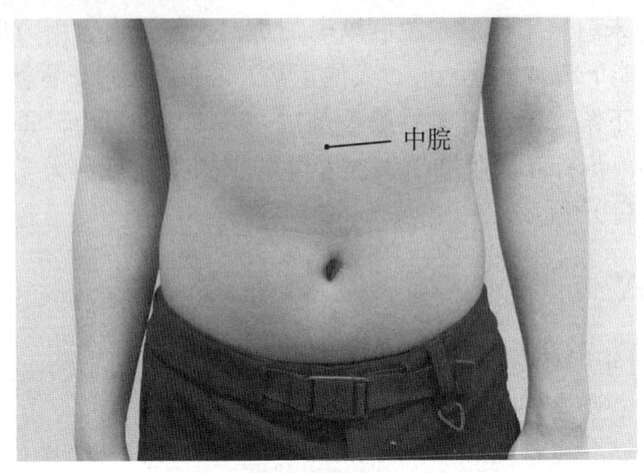

图 11–16　中脘穴

［主治］①胃痛、腹胀、纳呆、呕吐、吞酸、呃逆、小儿疳积等脾胃病；②黄疸；③癫狂、脏躁。贺普仁还用于治疗头痛、冻疮及脱发等。

［操作］直刺 1 ～ 1.5 寸。可用火针点刺。

［穴解］中脘为任脉与手太阳、少阳、足阳明经交会穴，故可治疗诸经脉循行部位及所属胃腑之病症，如胃肠疾病、头面痛等。《类经图翼》谓其“主治心下胀满，伤饱食不化，五膈五噎，翻胃不食，心脾烦热疼痛，积聚、痰饮、癫痫、面黄，伤寒饮水过多，腹胀气喘，温疟，霍乱吐泻，寒热不已，或因读书得奔豚气，上攻伏梁心下，寒癖结气。凡脾冷不可忍，心下胀满，饮食不进不化，气结疼痛雷鸣者皆宜灸之”。

中脘为足阳明胃之募穴，阳明多气多血，灸或火针点刺能振奋阳气、温暖中焦、补益气血，故可治疗气血不足所致脱发、冻疮等病症。

［验案举例 1］范某，男，22 岁，冬季两手肿胀、裂口、疼痛数年。每逢冬季两手肿胀、裂口、疼痛，不能参加劳动，需要戴大棉手套。纳差，大便溏，小便正常。舌淡，苔白，脉沉细。诊断为冻疮。证属中阳不足，不能温煦四肢。治以温中散寒，通经活络。刺法：中粗火针点刺中脘。共治疗 5 次后痊愈，恢复工作。（首都医科大学附属北京中医医院针灸科贺普仁门诊病历）

［验案举例 2］许某，男，45 岁，头痛数年，以前额为主，重时全头作痛，并有胀感，恶心欲吐，纳可，大便干，小便黄。舌红，苔薄黄，脉弦数。证属阳明蕴热，夹气上扰，气血阻滞。刺法：毫针刺中脘。治疗 1 次症状减轻，4 次痊愈。（首都医科大学附属北京中医医院针灸科贺普仁门诊病历）

痞根：经外奇穴

［定位］在腰区，横平第 1 腰椎棘突下，后正中线旁开 3.5 寸（图 11–17）。

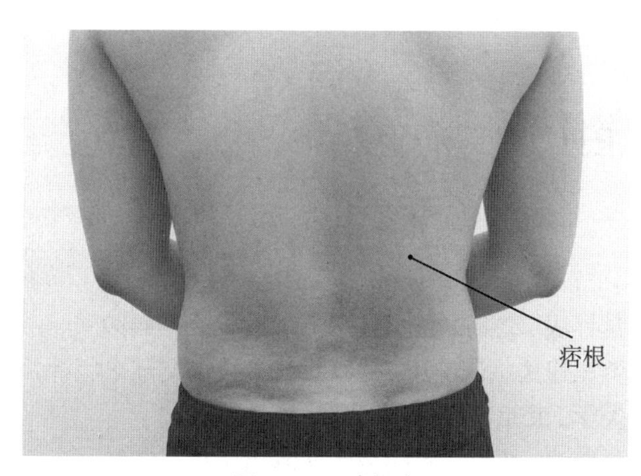

图 11–17 痞根穴

［主治］痞块、癥瘕、疝气、腰痛。贺普仁多用于治疗子宫肌瘤等。

［操作］直刺 0.5 ～ 1 寸。可用火针点刺或艾灸。

［穴解］痞根穴出自《医经小学》，古人每遇痞块、瘰疬之证，常用此穴针或灸之。贺普仁多采用艾灸此穴治疗子宫肌瘤。

［验案举例］王某，女，45 岁，体检时发现子宫肌瘤，大小约 3.2cm×2.5cm，平素月经淋漓不断、量多、质稀，有血块，身体虚弱乏力，心悸气短，食欲不振。舌淡苔白，脉细数。诊断为子宫肌瘤。证属气血郁滞，冲任失调，日久以致气血亏少之虚证。刺法：痞根用灸法；毫针刺关元、中极 1.5 寸，先补后泻，留针 30 分钟。治疗 20 余次后，月经正常，妇科检查肌瘤缩小，约 1.2cm×1.0cm。（首都医科大学附属北京中医医院针灸科贺普仁门诊病历）

主要参考书目

[1] 贺普仁 . 针具针法 . 北京：科学技术文献出版社，1989.
[2] 贺普仁 . 针灸三通法临床应用 . 北京：科学技术文献出版社，1999.
[3] 石学敏 . 针灸学 . 北京：中国中医药出版社，2002.
[4] 贺普仁 . 灸具灸法 . 北京：科学技术文献出版社，2003.
[5] 贺普仁 . 针灸治痛 .2 版 . 北京：科学技术文献出版社，2004.
[6] 贺普仁 . 针灸三通法操作图解 . 北京：科学技术文献出版社，2006.
[7] 张玉珍 . 中医妇科学 .2 版 . 北京：中国中医药出版社，2007.
[8] 李曰庆 . 中医外科学 . 北京：中国中医药出版社，2007.
[9] 谢新才，王桂玲 . 国医大师贺普仁 . 北京：中国中医药出版社，2011.
[10] 贺普仁 . 普仁名堂示三通 . 北京：科学技术文献出版社，2011.
[11] 陈红风 . 中医外科学 .2 版 . 北京：人民卫生出版社，2012.
[12] 贺普仁 . 贺普仁针灸三通法 . 北京：科学出版社，2014.
[13] 梁繁荣，王华 . 针灸学 .4 版 . 北京：中国中医药出版社，2016.
[14] 王桂玲 . 贺普仁火针疗法 . 北京：北京科学技术出版社，2016.